中等卫生职业教育创新教材

供中等职业教育护理、药剂、中医、医学检验技术、康复技术、口腔修复工艺、医学影像技术等专业使用

人际沟通

（第5版）

主　编　莫丽平

副主编　冯　芮　李枝荣

编　者　（按姓氏汉语拼音排序）

曹雪峰（晋中市卫生学校）

冯　芮（百色市民族卫生学校）

李枝荣（梧州市卫生学校）

刘　静（通化市卫生学校）

刘　锐（广西医科大学附设玉林卫生学校）

莫丽平（广西医科大学附设玉林卫生学校）

王春亦（朝阳市卫生学校）

薛文晶（吕梁市卫生学校）

张　翠（大连铁路卫生学校）

科学出版社

北　京

内 容 简 介

本教材共 6 章，分别为绪论、语言沟通、非语言沟通、沟通技巧、人际沟通在日常生活中的应用和人际沟通在医疗护理工作中的应用。本教材本着“以学生为中心”的编写理念，按由生活到临床、由浅入深的逻辑主线构建知识体系。教材配有全套彩色图片，设有案例、链接、考点、医者仁心、实训指导、自测题及参考答案等模块，并配有 PPT 课件。教材力求做到科学性、思想性、实用性、趣味性与可读性的统一融合。

本教材可供中等职业教育护理、药剂、中医、医学检验技术、康复技术、口腔修复工艺、医学影像技术等专业使用。

图书在版编目（CIP）数据

人际沟通 / 莫丽平主编 . —5 版 . —北京：科学出版社，2022.1
中等卫生职业教育创新教材
ISBN 978-7-03-070490-0

Ⅰ. 人…　Ⅱ. 莫…　Ⅲ. 医药卫生人员－人际关系学－中等专业学校－教材　Ⅳ. R192

中国版本图书馆 CIP 数据核字（2021）第 225910 号

责任编辑：张立丽 / 责任校对：杨　赛
责任印制：霍　兵 / 封面设计：涿州锦晖

科 学 出 版 社 出版
北京东黄城根北街16号
邮政编码:100717
http://www.sciencep.com
北京汇瑞嘉合文化发展有限公司印刷
科学出版社发行　各地新华书店经销
*
2004年 1 月第　一　版　开本：850×1168　1/16
2022年 1 月第　五　版　印张：5 1/2
2024年 8 月第四十九次印刷　字数：126 000
定价：39.80元
（如有印装质量问题，我社负责调换）

前　言

党的二十大报告指出“人民健康是民族昌盛和国家强盛的重要标志。把保障人民健康放在优先发展的战略位置，完善人民健康促进政策。”贯彻落实党的二十大决策部署，积极推动健康事业发展，离不开人才队伍建设。“培养造就大批德才兼备的高素质人才，是国家和民族长远发展大计。”教材是教学内容的重要载体，是教学的重要依据、培养人才的重要保障。本次教材修订旨在贯彻党的二十大报告精神，坚持为党育人、为国育才。

本着“以立德树人为根本，以服务为宗旨，以就业为导向，以能力为本位、以发展技能为核心”的职教理念和“以学生为中心”的编写理念，全体编写人员在科学出版社的指导下，对上一版教材进行了修订。

本教材围绕中职医学专业的岗位需要确定教材的内容范围，按由生活到临床、由浅入深的逻辑主线构建教材的知识体系，注意与其他相关课程教学内容的衔接，突出教材的职业性和针对性，力求做到科学性、思政性、实用性、趣味性与可读性的统一融合。

本教材共6章，分别为绪论、语言沟通、非语言沟通、沟通技巧、人际沟通在日常生活中的应用和人际沟通在医疗护理工作中的应用。教材力求彰显以下特色：一是内容更新、语言简洁、条理清楚、图文并茂、通俗易懂、突出重点，构建与时俱进的人际沟通知识体系，传递现代人际沟通理念。二是以案例导入，对教学内容进行深化与展开，力求以问题吸引学生兴趣，通过实例分析，引发学生的心灵共鸣和思想交融，让学生把现代人际沟通理念内化于心。三是注重强化训练，学以致用，切实提高学生的沟通能力。四是教材配以彩图，设有案例、链接、考点、医者仁心、实训指导、自测题等模块，并配有PPT课件，为教学提供便利。本教材可供中等职业教育护理、药剂、中医、医学检验技术、康复技术、口腔修复工艺、医学影像技术等专业使用。

本教材承蒙各位编者团结协作、密切配合及辛勤付出，在此表示诚挚的敬意和感谢。本教材图片均由广西医科大学附设玉林卫生学校礼仪队等社团组织拍摄，特此鸣谢！

由于编写水平有限，书中可能存在不足之处，恳请同行和读者予以指正。

编　者

2023年8月

配 套 资 源

欢迎登录“中科云教育”平台，免费数字化课程等你来！

本教材配有图片、视频、音频、动画、题库、PPT 课件等数字化资源，持续更新，欢迎选用！

“中科云教育”平台数字化课程登录路径

电脑端

- 第一步：打开网址 http://www.coursegate.cn/short/CWXSI.action
- 第二步：注册、登录
- 第三步：点击上方导航栏“课程”，在右侧搜索栏搜索对应课程，开始学习

手机端

- 第一步：打开微信“扫一扫”，扫描下方二维码
- 第二步：注册、登录
- 第三步：用微信扫描上方二维码，进入课程，开始学习

PPT 课件：请在数字化课程各章节里下载！

目　　录

第1章 绪论

随着人类社会的发展和文明的进步，世界多元文化的不断融合，人们之间的交流也越来越广泛、频繁和多样化。在公共社交、商业职场、私人生活等各个领域都离不开人际沟通。人们期待在人际交往中获得满足感、喜悦感和成就感。因此，建立良好的人际关系显得尤为重要。

第1节 沟通概述

案例 1-1

从前，有一个秀才去买柴，他对卖柴的人说："荷薪者过来！"卖柴的人听不懂"荷薪者"（担柴的人）三个字，但是听得懂"过来"两个字，于是把柴挑到秀才前面。秀才问他："其价如何？"卖柴的人没听懂这句话，但是听得懂"价"这个字，于是就告诉秀才价钱。秀才接着说"外实而内虚，烟多而焰少，请损之（你的木柴外表是干的，里头却是湿的，燃烧起来，会浓烟多而火焰小，请减些价钱吧）。"卖柴的人不明白秀才的意思，挑着柴走了。

问题： 1. 秀才为什么买不到柴？

2. 秀才与卖柴的人沟通中存在的主要问题是什么？

沟通如阳光和空气一般不可或缺、无处不在，渗透于人们的一切活动之中。"双70定律"告诉人们：管理者70%的时间用于沟通，70%的错误是由沟通失误引起的。沟通不是万能的，但没有沟通是万万不能的！沟通的方式多种多样，可以是面对面的，也可以通过电话、短信、网络进行，甚至通过肢体语言也可以进行沟通。

一、沟通的概念

沟通一词最早出现在《左传·哀公九年》中，"秋，吴城邗，沟通江、淮"，其本意是指开沟使两水相通。后用以泛指使双方相连通，也指交流彼此的意见（图1-1）。

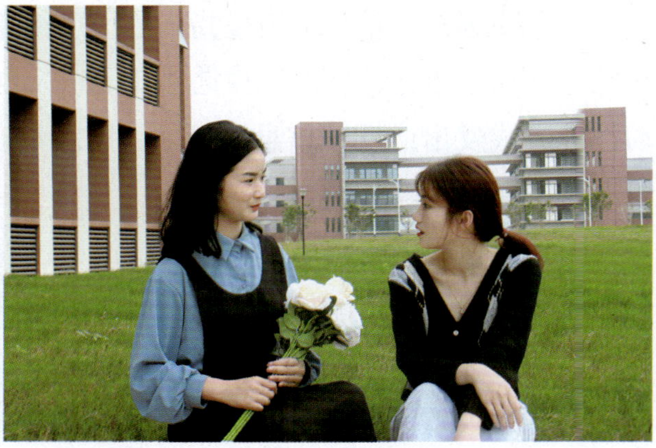

图 1-1　沟通

在信息化的社会里，人们每天都被信息包围着，沟通已成为人们生活中必不可少的组成部分。多年来，不同领域的学者给沟通下了许多定义。例如，沟通意为"用各种方法，彼此交换信息""沟通是传达、传播、传递被传播之事，如新闻、信息、消息"。概而言之，现代意义上的沟通指的是个人、组织、社会之间的信息传递、接收、分享和双向交流，是信息发送者通过一定的渠道，将信息发送给接收者，并寻求反馈以达到相互理解的过程。

二、沟通的过程及要素

（一）沟通的过程

沟通是一个复杂的过程，其核心是信息。如果从单向沟通的角度来看，对信息的传递和接收就构成了沟通的过程。但是从双向沟通的特点来看，信息被接收后，还包括一个接收者反馈和理解的阶段。

沟通的过程是指沟通主体对沟通客体进行有目的、有计划、有组织的思想、观念、信息的交流，沟通是双向互动的过程（图 1-2）。

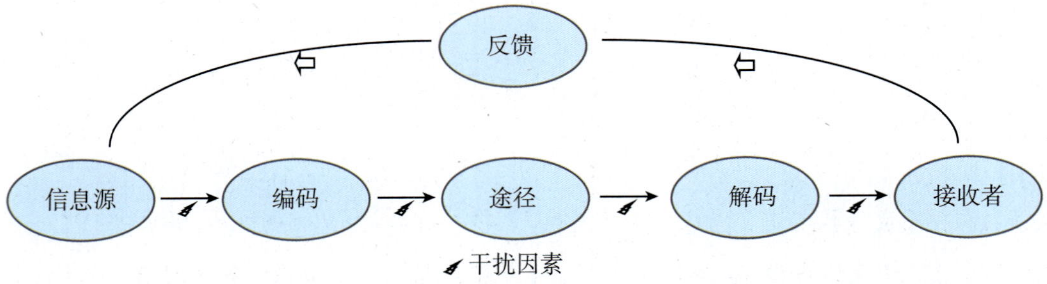

图 1-2 沟通的过程

（二）沟通过程的基本要素

沟通过程由信息源、信息内容、信息通道、信息接收者、信息反馈、干扰因素、沟通背景等七个基本要素构成。

1. 信息源　信息源是指在沟通过程中发出信息的人，也称信息来源，是沟通交流中的主动因素。沟通对象和沟通目的通常也由他们决定。一般来说，信息源的沟通态度、知识水平、社会文化、沟通技巧会影响整个沟通过程。例如，进行沟通时所用的语言、行为动作要通俗易懂，能让接收者理解。

2. 信息内容　信息内容是指在沟通过程中，双方通过语言或非语言符号传达的内容。内容往往附加沟通者的观念、态度和情感。如在护患沟通中，护理专业的知识和技能是沟通的主要信息。

3. 信息通道　信息通道是指沟通信息传递的渠道，也是信息传递的手段。人们可以通过视觉、听觉、味觉、嗅觉、触觉感知信息，也可以通过语言、文字、表情、精神状态、行为动作等方式发出或反馈信息。例如，网络沟通主要包括文字沟通（微博、QQ、微信）及视听沟通（视频）等形式。

4. 信息接收者　信息接收者是指沟通过程中接收信息的人。信息接收是一个复杂的过程，包括注意、知觉、转译和储存等心理活动。信息源和信息接收者随着沟通过程的变化可以相互转换角色。

5. 信息反馈　信息反馈是指信息接收者对信息的反应。反馈可以反映出信息接收者对信息的理解和接受状态。根据信息接收者对信息的理解、接受状态，反馈可分为正反馈、负反馈和模糊反馈。

6. 干扰因素 干扰因素是指沟通中影响沟通效果的因素。信息在沟通过程中可能受某些因素的影响，如信息不明确、没有表达清楚、信息没有被正确转换成可以沟通的信号、错用沟通方式等。

7. 沟通背景 沟通背景是指沟通发生的场所、环境和周围的各种条件，包括沟通时间、沟通的自然环境和沟通者的心理因素、文化背景、经历等。不同的背景，信息会被赋予不同的意义，要了解一个信息所代表的意义，不能只看信息表面的意思，还要考虑信息的背景因素，它关系到沟通是否能顺畅达成。

考点 沟通过程的基本要素

三、沟通的规则

与人沟通是一门学问，更是一种社交艺术。在现实生活中想要赢得朋友、得到别人的欣赏和肯定，就必须遵守沟通的规则。这些规则是人际沟通的艺术魅力所在。

案例 1-2

有一位深受学生喜爱的老师发现一个学生拿走了同桌的钢笔，她没有立即指责和批评学生，而是自己买了一支钢笔送给了这位学生，并温和地对他说：“这支钢笔送给你，我知道别人的东西你肯定不会要，你一定会送回去的。”这位学生按照老师说的做了。多年以后，这位学生成了一位知名的企业家。

问题： 1. 想一想，老师对学生说的这句话包含了什么情感？

2. 为什么这位老师深受学生的喜爱？

（一）相互尊重 诚实守信

相互尊重是良好的人际沟通的前提。要尊重他人的人格、尊重他人的情感、尊重他人的劳动和爱好，尊重他人也是尊重自己。不能因为家庭、经济、特长、经历等方面的原因而对人“另眼相看”；也不能因为学习成绩、社交能力等方面存在差异而看不起别人。只有尊重他人，给人以爱心、同情和理解，才能赢得自尊，才能得到真诚的回报。

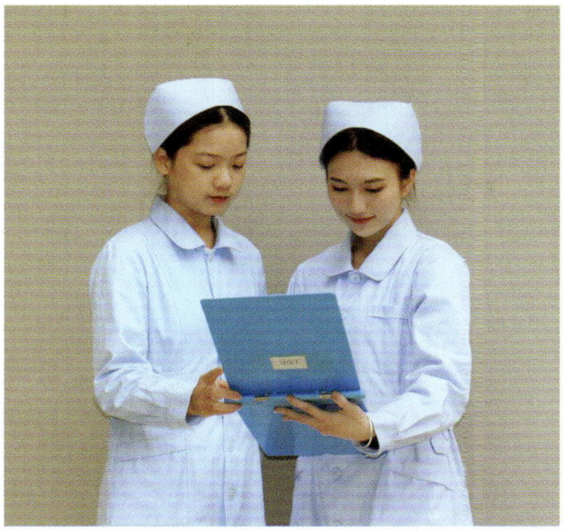

图 1-3 互敬互爱

诚实守信是为人处世的重要品质，是做人的根本。它要求人们对自己说过的话负责任，要言而有信、言行一致、表里如一、诚信取人。在交往中，平等待人，彼此心诚意善，相互理解、接纳和信任，才能与人友好和谐相处（图 1-3）。

（二）宽以待人 以德报怨

宽容是良好人际交往必不可少的要素。不同个体的文化修养、个人经历等方面存在差异，容易在人际交往中出现误会和不理解，导致矛盾的产生。这时就要求遵循宽容的原则，严于律己、宽以待人、求同存异。所谓宽容，就是心胸宽广，忍耐性强，对非原则性的问题不斤斤计较。要容许他人有过错，也要有宽阔的胸怀，宽容人、谅解人、饶恕人；容纳他人与自己不同的观点、意见和生活习惯。要有仁爱之心为他人着想。宽以待人、以德报怨，有助于扩大交往空间，也有助于消除人际关系的紧张和矛盾。宽容不但是做人的美德，也是一种处事的原则，是与人交往的“润滑剂”。

（三）以情感人 宽以待人

人际沟通最直接的目的就是要在交往的对象之间产生积极的亲和倾向，也就是要形成一种人际吸引力，人际吸引力主要是通过语言和非语言表现出来。在非语言方面，要做到以情感人，宽以待人。

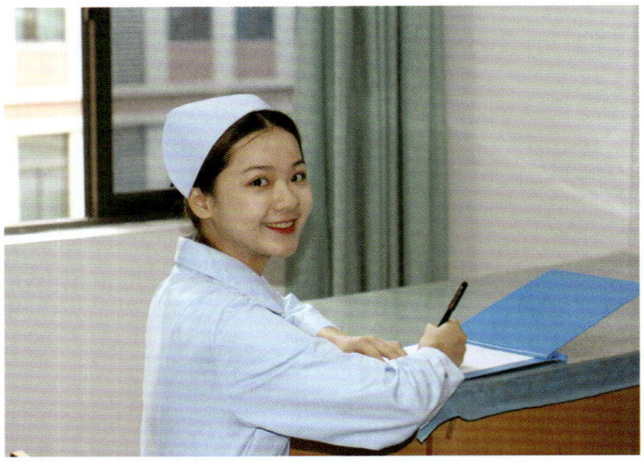

图 1-4 甜美笑容

1. 甜美的笑脸 甜美的笑脸可以拉近人与人之间的距离。发自内心的微笑是一个人自信、真诚、友善的表现，可以让人感到诚心与诚意。微笑可以美化形象，具有一定的审美意义。每天保持微笑还可以调节人们紧张的情绪，让人们保持年轻的状态。例如，在消费场所，人们希望看到服务员真诚的微笑，能在愉快和谐的氛围中购物、消费。笑容是社交场合最有魅力、最有价值的态势语（图 1-4）。

2. 端庄的仪表 与人初次见面时，仪表往往会给人留下深刻的印象，在交往中起着重要的作用。仪表包括容貌、姿态、服饰、风度、个人卫生等。端庄、得体、整洁的仪表美，体现出贤淑高雅、彬彬有礼，能增加吸引力（图 1-5）。

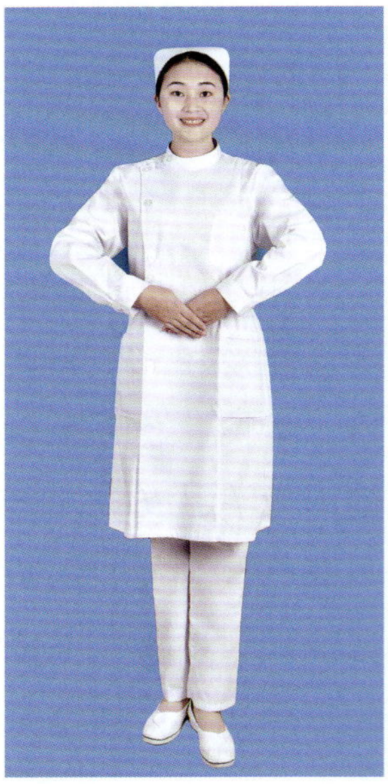

图 1-5 端庄的仪表

3. 文雅的谈吐 良好的谈吐可以促进人际交流，给对方留下美好的印象；不雅的谈吐则让人感到低俗和厌恶。与人交谈时，要吐词自然文雅，语气亲切和蔼，节奏明快和谐，富有亲和力，使交谈在愉快、轻松的氛围中进行。

4. 端庄的举止 一个人的举止可以反映他的修养和素质。文明的举止要与环境相应、适度端庄。例如，在办公室和公开场合不要大声喧哗；在别人家做客不反客为主、侃侃而谈、来回走动。在人际沟通中，举止端庄的人更能让人喜爱。

考点 沟通的规则

（四）加强修养 刚柔并济

在古代汉语中，“修”有修饰、修正等的含义，也有调整、提高的意思；“养”有抚育、存养等含义，也有培育、教育的意思。修养就是一个人在政治、道德、知识、能力、为人处世等方面，自觉进行学习、磨炼所获得的素养。在人际交往中，有的人只注重仪表而忽略了自身修养，随着交往时间的增长，修养的内涵会明显地表现出来。修养不是天生的，而是经过长期的磨炼得来的。

1. 思想修养 思想修养是照亮一个人前行的灯塔。理想信念、思想观念和思想觉悟制约并影响着人的道德修养。因此人们要具备良好的修养，首先要树立正确的世界观、人生观、价值观、爱情观。远大理想的树立，是人们积极向上的无形动力，催促人们奋发向上、爱岗敬业。

2. 道德修养 道德修养的主要内涵是弘扬社会主义的道德精神，正确处理个人、集体、家庭、社会、国家之间的利益，养成良好的行为习惯，服务社会，奉献社会，实现自我价值。加强道德修养可以增强自律、自尊、自信、自爱。

3. 理论修养 医护人员要有深厚的理论知识功底和较强的实践能力。医护活动是一个融合多方面知识的活动，只有具备良好的理论知识、熟练的操作能力，在医护工作中才会得心应手。

4. 心理修养 具有积极健康的心理能保持良好的人际关系。人们要培养广泛的兴趣爱好，塑造良好的性格，增强自我调控和承受挫折、压力的能力，乐于接受新的挑战和磨砺坚强的意志。

四、沟通的意义

沟通的意义在于它与人们的生活息息相关。现实生活中个人与个人、个人与群体、群体与群体都需要传递信息、交流思想情感。概括起来，沟通的意义主要体现在以下六个方面。

（一）协调关系

沟通是人们相互联系的重要纽带，人们由此建立关系、发展关系、培养友谊。有效的沟通可以起到良好的协调作用，既可以协调个体间关系、家庭关系、社会成员关系，也可以协调个人与社会的关系、团体与团体的关系等（图 1-6）。

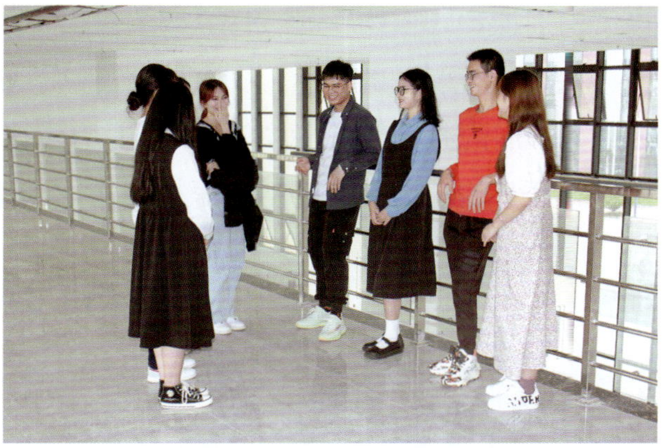

图 1-6 协调关系

（二）社会整合

社会是一个整体，人们生活在社会中，需要彼此建立合作和交流。良好的沟通可以帮助人们调整在社会各种关系中的角色定位，增进彼此间的理解，从而使大家在社会中和睦相处，团结进步，促进全社会的和谐，起到社会整合作用。

（三）获取信息

通过沟通，人们可以收集、储存和整理新闻、评论、事实、数据、意见等信息，还可以掌握他人对某事的看法，从而获取更多的情报和观点，以便有更多的依据对周围环境、事实情况做出预测、反应、判断和决定。

（四）学习教育

通过沟通可以增加向他人学习的机会，促使人们相互学习、取长补短、共同提高。沟通既可促进人们养成分析问题、解决问题的习惯，也可促进人们智力和品格的发展，使其在人生各个阶段获得各种技能和能力（图 1-7）。

（五）澄清事实

沟通可以澄清误解，避免猜疑，使人们达成一致的意见；也可以防止错误信息传播，避免正常的信息渠道堵塞、混淆视听。有效的沟通能使人们的生活更加快乐，工作更加顺利。

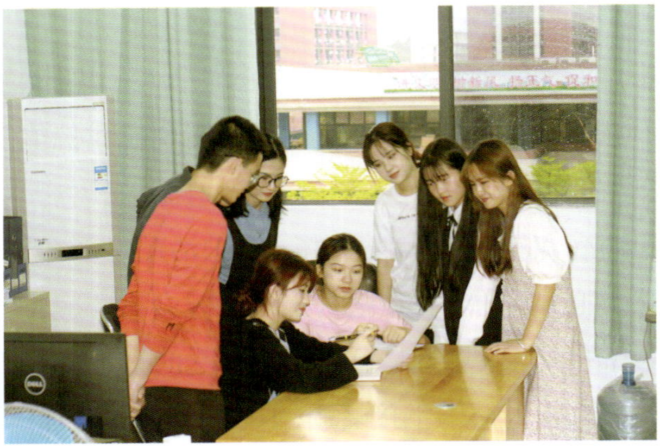
图 1-7 小组学习

（六）管理功能

沟通能把组织的成员联系在一起，以实现共同的目标。管理者通过沟通可以营造良好的工作氛围和建立健康的人际关系，从而获得支持和信赖，提高其在单位的影响力，成为受欢迎的管理者。管理离不开沟通，沟通渗透于管理中。

五、沟通教育概况

科学技术和社会经济的迅猛发展，不断改变着人们的交往方式、学习方式、生活方式。人际沟通技能已成为现代社会重要的技能之一，越来越受到人们的重视。

20 世纪 70 年代末，国外的一些院校开设了沟通课程。无论什么职业或行业，沟通技能都是至关重要的，良好的沟通技能是当代合格人才必备的素质之一。

20 世纪 80 年代中期，我国普通大学开始开设人际沟通选修课程；20 世纪 90 年代，中等职业学校开始重视沟通教育；目前，我国小学、中学、大学里有越来越多的学校和专业开设了沟通课程。

医药卫生学校的学生，未来的工作性质是服务于患者，与患者沟通需要更加注重沟通技巧，因此，开展沟通教育是非常必要的。只有懂得与人沟通，善于与人沟通，才能在实际工作中有效进行医患沟通、护患沟通和医护沟通，才能更好为患者提供帮助，促进患者全面康复。

第 2 节 人际沟通概述

案例 1-3

小聪是一名即将毕业的护理专业学生，前几天她参加了一家医院的面试。面试过程很顺利，在面试即将结束时，她说："本人是以最诚挚的心意来应聘，希望得到贵医院的急诊护士一职。因为本人非常优秀，所以已经有多家医院想要录取我，我知道贵医院一贯尊重护理人才，这是我很欣赏的地方，因此希望到贵医院工作，请考虑一下我的意愿！"昨天，小聪收到消息，她落选了。

问题： 1. 小聪为什么落选？

2. 她的沟通有哪些方面问题？

人际沟通是人类必备的生存手段。高水平的沟通者可以快速传递信息，达到有效沟通的目的。

一、人际沟通的概念

人际沟通是人们在共同的活动中，彼此把有关的信息传递给对方，交流思想、感情和知识等信息的过程。它是沟通的一种主要形式，人们主要通过语言和非语言符号系统进行信息交流，这是彼此了解、相互信任并适应对方的一种活动过程。完整的人际沟通包含以下含义：沟通是一个双向、互动和理解的过程；沟通是信息的传递、感情的交流；沟通的目的是准确理解彼此信息的含义。

人际沟通自古就有，从“结绳记事”“沙漏计时”到“烽火传令”“鸿雁传书”，人类用智慧创造着沟通、实践着沟通、享受着沟通。对个人而言，人际沟通主要包括家人间的沟通、朋友间的沟通、同事间的沟通、上下级间的沟通等。有了良好的人际沟通技能，不但可以建立良好的人际关系，还可以提高自信心，更好地实现自我价值。医护工作者在与患者接触的过程中，常常需要运用各种沟通技巧进行有效的沟通，因此，掌握必要的人际沟通技巧是医护工作者必须具备的素质。

二、人际沟通的分类

根据不同的沟通符号、沟通渠道或沟通目的，人际沟通可以划分为不同的类型。这里主要介绍几种常见的沟通类型。

（一）语言沟通与非语言沟通

1. 语言沟通　语言沟通是通过语言符号进行的信息传递、思想观点交换及态度情感的交流，包括口语沟通和书面语沟通。口语沟通就是通常意义的交谈，如调查、访问、讨论、演说、咨询等，其特点是传递迅速、反馈及时，既灵活，又适用广泛。书面语言沟通是指借助书面文字材料进行信息交流，常用于会议记录、书面报告、书信、通知等，其特点表现为周密、逻辑性强，并且便于保存。

2. 非语言沟通　非语言沟通是指人们在沟通过程中，不采用语言作为表达意见的工具，而是运用其他非语言方式传递信息的过程，如以表情、眼神、姿态、手势、仪容仪表、行为举止等非语言符号系统进行的信息交流。通常情况下，非语言沟通是对语言沟通的补充，非语言沟通常常与语言沟通同时进行、相辅相成。

（二）直接沟通与间接沟通

1. 直接沟通　直接沟通指运用人类自身固有手段，不需要媒介传递，直接进行的信息交换和意见沟通，例如，面对面交谈、演讲、课堂教学等，它是人际沟通的主要方式。直接沟通的优点是信息反馈及时、充分，思想交流全面、深刻，情感交流自然、真实。

2. 间接沟通　间接沟通是指以信件、电话、互联网等为媒介的人际沟通。间接沟通的优点是扩大沟通范围，提高沟通效率。

（三）正式沟通与非正式沟通

1. 正式沟通　正式沟通是指通过正式的组织程序和组织所规定的正式渠道进行的沟通，如文件的上呈下传、召开会议、工作汇报、课堂教学等。正式沟通具有渠道固定、权威性高、传递准确规范、保密性强等特点；缺点是信息传递速度慢，互动不足。

2. 非正式沟通　非正式沟通是指通过正式规章制度和正式组织程序以外的其他各种渠道进行的沟通，如私下交换意见、传播一般消息、私人聚会等。特点是形式灵活、传播速度快；缺点是信息可能不可靠、失真。

（四）单向沟通与双向沟通

1. 单向沟通　单向沟通指信息单向流动。单向沟通中双方无论语言、情感等都没有进行信息反馈。如做报告、演讲、下命令、看电影等。特点是速度快、接收面广；但没有信息反馈，不利于双方建立感情，容易形成误解。

2. 双向沟通　双向沟通是指信息双向流动，信息在两者之间双向传递的过程，信息源与信息接收者的地位不断变换，如讨论、交谈、谈判等。优点是双方信息及时反馈校正，准确可靠，同时有利于沟通双方建立感情；缺点是信息传递速度慢。

（五）上行沟通、下行沟通和平行沟通

1. 上行沟通　上行沟通是指自下而上的沟通。上行沟通多用于下级向上级反映情况的沟通，如科室负责人向医院院长汇报工作，学生、教师向学校领导反馈教学信息等。特点是组织决策层能及时而准确地了解工作运行状况、成员的意愿及建议，以便做出正确决策。

2. 下行沟通　下行沟通是指自上而下的沟通。下行沟通多用于上级将政策、目标、制度、规则等向下级传达，如国家法律法规、文件、单位通知等。特点是便于安排工作、布置任务等。

3. 平行沟通　平行沟通是指组织或群体中的同级机构和成员之间的横向沟通。平行沟通多用于各部门的协调合作及朋友间的感情交流，如朋友间的信息往来、医生间的沟通、护士间的沟通等。特点是可调整组织或成员间的关系，减少摩擦和冲突，增进相互间的合作和友谊（图 1-8）。

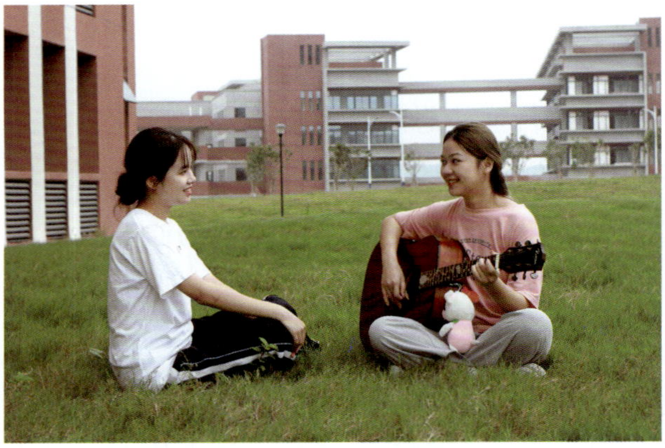

图 1-8　朋友沟通

考点　人际沟通的分类

三、人际沟通的特征

人际沟通作为人际交往的手段，具有目的性、象征性、学习性、关系性、决策性等主要特征。

（一）目的性

1. 社会需求　人是一种社会的动物，就像需要食物、空气、水、住所才能生存一样，人们同样离不开相互沟通。心理学研究表明，人如果长期独处，失去与他人交流、接触的机会，可能会产生幻觉，出现心理失调，甚至丧失运动能力。如生活中的闲聊，也能满足人们互动的需求，使人感到身心愉悦。

2. 自我需求　只有认识自我，才能肯定自我，从而增强自信。人际沟通是认识自我最有效的途径之一。在沟通中，人们可以了解自己的优点、特质和专长，从而提升自我价值感；也可以满足被肯定、受重视的心理需求。

3. 交际需求　在日常学习、生活、工作中，人们不可避免地要与他人沟通。当人们遇到困难时，会通过与他人沟通寻求帮助，例如，向陌生人问路、向同学借学习用具等；当人们要改善人际关系时，会通过与他人沟通了解他人，也让他人了解自己，从而维系和发展彼此间的关系。

（二）象征性

人际沟通的象征性主要表现在沟通的手段通常具有象征意义。一般的沟通借助语言和非

语言两类符号进行，书信或文章等属于语言沟通，表情、动作、身体姿态属于非语言沟通，都能表达沟通的含义。如当护士与患者交流时，面带微笑和点头等身体语言，都能让患者感受到积极信号，表示护士在认真倾听，认同患者。

（三）学习性

人际沟通能力是一种技能。人们可以在沟通中增长知识，获得信息，并通过观察周围人的沟通技巧，在不断的学习和练习中获益，如在与他人的交谈中进行模仿、总结、练习。通过学会沟通技巧，沟通能力是完全可以提高的（图1-9）。

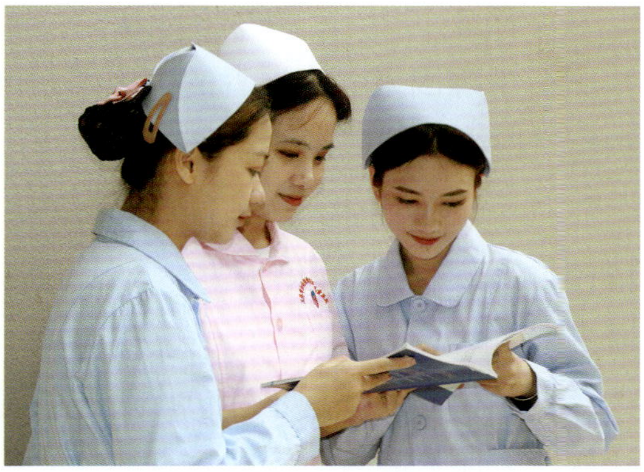

图1-9　人际沟通的学习性

（四）关系性

人际沟通的关系性是指在沟通中人们不只分享信息的内容和意义，也显示彼此间的关系。沟通中人们对语义的理解依赖于沟通的环境和社会背景，同时与沟通者之间谁掌握主动权有一定关系。如两人之间处于对等关系要比处于对立关系时所获得的沟通效果好。相同的文化背景、职业领域的沟通显得更加顺畅，因此，沟通不是单一、独立存在的，沟通具有一定的关系性。

（五）决策性

人际沟通存在着决策过程中的信息交换和影响他人的作用，因此，具有决策性的特征。现实生活中，人们无时无刻不在作出决策，如赴约时选择穿哪件衣服，休假时选择居家休息还是外出旅游，运动时选择打球还是跑步。每次决策，人们有时自己作出决定，有时与他人商量后作出决定。正确的决策常常借助于相关信息的掌握，人们可以通过观察、阅读等获取信息，也可以通过与他人的沟通获取信息。人际沟通会对沟通双方的决策产生影响，例如，与朋友一起逛街买衣服，双方的意见可能影响到彼此是否买衣服和买什么样的衣服。

四、影响人际沟通的因素

在人际沟通的过程中，沟通效果受多种因素的影响，主要包括环境因素、个人因素、信息因素和渠道因素。

（一）环境因素

1. 物理环境　物理环境是指沟通的场所，包括环境的噪声、距离、氛围等。

（1）环境的噪声会分散沟通者的注意力，干扰信息的传递。因此，安静的环境是保证沟通效果的重要条件之一。

（2）距离会直接影响沟通的气氛和沟通参与度。一般而言，沟通者之间距离较近，容易形成亲密、融洽、和谐的气氛，而较远的距离易形成冷漠、敌对的气氛。

（3）简单、舒适而庄严的环境氛围有助于沟通的顺利进行。

2. 心理环境　心理环境是指某一时刻与个体有关的所有心理上的环境因素。

（1）隐秘性。当沟通内容涉及个人隐私时，有无其他人员在场，会影响沟通的深度和效果。因此，沟通者要特别注意沟通环境的隐秘性。

（2）背景。任何形式的沟通都会受到环境背景的影响。如学生正在交谈时老师来了，学生会改变沟通的内容和方式。沟通在某种意义上是受沟通背景控制的。

（二）个人因素

1. 生理因素　沟通者的生理因素也间接影响沟通的效果，生理因素包括永久性生理缺陷和暂时性生理不适。

（1）永久性生理缺陷包括感官功能不全，如听力、视力障碍；智力发育不健全，如精神发育迟滞、痴呆等。永久性生理缺陷者沟通能力将长期受到影响，须采取特殊的沟通方式。

（2）暂时性生理不适包括疼痛、饥饿、疲劳等生理不适因素，这些因素将影响沟通的有效性，生理不适消失后，沟通可以正常进行。

2. 心理因素　沟通活动常常会受到人的情绪、个性、态度等多种心理因素的影响，从而产生不同的沟通效果。

（1）情绪是一种具有感染力的心理因素，直接影响沟通的有效性。轻松、愉快的情绪可增强沟通者沟通的兴趣和能力；焦虑、烦躁的情绪将干扰沟通者传递、接收信息的能力。

（2）个性是个人对现实的态度及其行为方式所表现出来的心理特征，是影响沟通的重要因素之一。一般情况下，热情、直爽、健谈、开朗大方、善解人意的人容易与人沟通，而性格固执、拘谨、内向、冷漠、孤僻的人很难与他人沟通。

（3）态度是人们对其接触的客观事物所持有的相对稳定的心理倾向，其以各种不同的行为方式表现出来。真诚、诚恳的态度有助于沟通的顺利进行，而缺乏实事求是的态度可导致沟通障碍。

3. 文化因素　广义的文化是指人类社会历史发展过程中所创造的物质财富和精神财富的总和。狭义的文化是指人们普遍的社会习惯，包括衣食住行、生活方式、风俗习惯、行为规范等。相同文化背景的人容易达成共识，而不同文化背景很容易使沟通双方产生误解，造成沟通障碍。

考点　影响人际沟通的个人因素

（三）信息因素

1. 意义与符号　意义即表达的内容，符号即表达的载体与方式。例如，人们有时用手舞足蹈来表达快乐的心情，有时则用狂笑来表达同样的心情，尽管所用符号不同，表达的意义却是一样的。

2. 编码与译码　即接收信息后对信息进行解释。例如，看见对方大笑，会先接收对方的行为信息，然后加以解释，理解为“他很高兴”。

3. 组织与分类　当信息量过多时人们需要分段、主次分明地加以表达。在接收时，信息量大时要注意对信息进行组织和分类，从而明白对方的真实意图。

（四）渠道因素

沟通过程中，传递信息的渠道一般有“口语”“书面语”和“非语言”等途径。例如，语言（声音）、气味（嗅觉）、手势（视觉）、拥抱（触觉）等都可作为信息传递的渠道，如果这些传递信息的渠道受到影响，就会影响到人际沟通。

自 测 题

一、名词解释

1. 信息反馈 2. 人际沟通

二、填空题

1. 沟通过程的基本要素是________、________、________、________、________、________、________。

2. 人际沟通的特征是________、________、________、________、________。

三、选择题

1. 以下关于沟通概念的描述中不正确的是
   A. 沟通是一个双向、互动的过程
   B. 沟通是信息的传递、感情的交流
   C. 沟通的目的是准确理解彼此信息的含义
   D. 沟通的意义在于积极有效
   E. 沟通是双向理解的过程

2. 按沟通渠道有无组织系统，可将人际沟通分为
   A. 正式沟通和非正式沟通
   B. 语言沟通和非语言沟通
   C. 直接沟通和间接沟通
   D. 单向沟通和双向沟通
   E. 上行沟通和下行沟通

3. 以下不属于沟通过程基本要素的是
   A. 信息源　　B. 信息接收者
   C. 编码　　D. 信息通道
   E. 沟通背景

四、简答题

1. 沟通的意义主要体现在哪些方面?
2. 影响人际沟通的个人因素有哪些?
3. 沟通的规则是什么?

（刘　静　冯　芮）

第 2 章
语言沟通

语言是沟通的桥梁，是人际沟通的重要载体。人类借助语言进行思想、情感和信息的交流。“良言一句三冬暖，恶语伤人六月寒”“话不投机半句多”。良好的语言沟通足以立身，足以成事。

语言沟通是通过语言符号进行的信息传递、思想观点交换及态度情感的交流。语言沟通包括口语沟通与书面语沟通。

第 1 节　口语沟通

案例 2-1

晚间，值班护士小张来到 3 号病房，碰巧看到糖尿病患者刘奶奶正要往自己嘴里送一块蛋糕，小张上前说：“刘奶奶，您吃蛋糕呢？”刘奶奶知道护士曾交代过不可以吃蛋糕，因为蛋糕糖分高，就忙央求说：“就这一块可以吧，才这么一点儿。”小张接过刘奶奶的蛋糕说：“这个蛋糕看起来真美味，确实挺馋人的，你可以吃，但是呢，你的血糖会跟着升高，你就得在医院多陪我一段时间了。”刘奶奶说：“算了，我还是早点出院吧！”“那就对了！”小张笑着说。

问题：1. 小张的沟通方式有效吗？

2. 口语沟通时应注意哪些问题？

当开口说话时，张口结舌、面红耳赤、词不达意会令人难堪遗憾；巧言令色、夸夸其谈、言不由衷也会适得其反；而落落大方、言为心声、一语中的则能顺利达到沟通的目的，使人际关系得到改善，使生活增光添彩，使工作充满生机。

一、口语沟通的概念及原则

口语沟通是人们在社会交往中凭借口头语言传递信息、交流思想和感情的过程。口语沟通的方式灵活多样，既可以是正式磋商，也可以是非正式的聊天；既可以是两人之间的娓娓而谈，也可以是群体中的雄辩舌战；既可以是有备而来，也可以是即兴发挥。无论是何种方式，要达到良好的口语沟通效果，须遵循以下四条原则。

（一）话要说得清楚

把话说得清楚明白是有效口语沟通的前提。如果说话含糊其词、模棱两可、言不达意，就有可能造成双方的误解，让沟通无法进行。因此，说话前要明确自己想说什么，如何表达清楚让对方明白。

（二）话要说得有力

说话有力展现了说话者的激情、热情，使话语更有吸引力、说服力和感染力。常用一些行动性词语来造成一种紧迫感，以增加说话的力度，同时行动性词语的主动语态比被动语态更加有力，如“这个男孩击中了球”就比“球被这个男孩击中”更有力。

要说话有力，应该避免一些特定的沟通行为。

1. 避免讲模棱两可的话。例如，“我猜想”“某种……”，它们容易削弱说话的威力。

2. 不要使用否认自己的表达方式。例如，不要使用“我想你可能不赞成我的做法”“我可能对这项工作考虑得不够周全”等。

3. 避开附加提问。例如，“举办一次教学比赛非常重要，是吗？”附加提问“是吗？”使说话者显得不果断。

（三）话要说得生动

用第一人称的角度说话、讲故事会特别生动，如以“我耳闻目睹”“我亲身经历”来叙述，通常能使人感同身受，引发共鸣。此外，说话时适当引用一些诗词，可增强内容的生动性、趣味性和感染力，既可使表达简洁明快、通俗易懂、生动形象，又能给人以文学美的享受和启迪。

（四）话要说得文明

说话文明是一个人应具备的基本素养。用语文明能让人如沐春风、如饮甘泉。因此，在说话时一定要用语文明，避免使用低俗语言，特别是侮辱性词语，如贬低性称呼或绰号等。

考点 口语沟通的原则

二、口语沟通的类型

古今中外知名的政治家、思想家能够传播他们的思想，对社会造成一定的影响，其中很大的原因就是他们具有很强的沟通能力和高超的沟通技巧。孔子周游列国的“游说”堪称有效口语沟通的典范，他的成功充分说明了口语沟通技巧在沟通中的重要作用。

归结起来，口语沟通的类型主要有以下几种。

（一）说话

说话是最常见、最普通的口语沟通，一般是边想边说，是人际交往中比较随意的语言沟通方式。说话的“质量”决定着交流能否进行、沟通是否有效，决定着人际关系是否和谐。

“寒暄”是说话的典型形式，常作为交谈的“开场白”使用。寒暄的主要用途是打破僵局，营造融洽的谈话气氛，缩短人际距离，向交谈对象致意，为步入正题做准备。因此，在与他人见面时，若能选用适当的寒暄语，往往会为双方进一步的交谈做良好的铺垫。反之，在该寒暄几句时一言不发，很可能会使沟通陷入僵局。通常，寒暄时应该注意以下几点。

1. 寒暄场合　当被介绍给他人时，应当跟对方寒暄，若只向对方点点头，或者只握一下手，通常会被理解为不想与之深谈，不愿与之结交；碰上熟人，也应当寒暄一两句，促进人际关系和谐。

2. 寒暄对象　跟初次见面的人寒暄，一般标准的说法是“您好！很高兴能认识您”“您好！见到您非常荣幸”；如显得文雅一些，可以说“幸会”“久仰”等；要想随意一些，可以说“某某人经常跟我谈起您”“我听过您的课”等。跟熟人寒暄，用语可以亲切具体些，可以说“您的衣服真好看”“你的小孩真乖”等。

3. 寒暄话题　寒暄语可以选择大家都认同、方便共同发表意见的话题，特别是和对方相关或感兴趣的话题。寒暄语可长可短，需要因人、因时、因地而异，应具备简洁、友好与尊重的特点。

（二）即席发言

1. 即席发言的概念　即席发言，也叫即兴讲话，是指说话人事先没有充分准备，或被临时邀请，或受某种场景激发，有感而发，当场作的发言。即席发言集中体现一个人的文化修养水平，也是锻炼语言沟通的最好方式。在竞争日益激烈的现代社会，良好的即席发言能够帮助人们获得更多的机会。

2. 即席发言的基本要求

（1）克服紧张心理情绪。即席发言具有临场性、随机性的特点，在发言前没有做预先的准备，如果情绪过于紧张，大脑出现空白，很难把想说的话表达到位。因此在即席发言时，要调整好情绪，发言前调节好呼吸，控制好紧张的心理。也可以通过平时当众说话的训练，多说多练，增强自信心。只有具备良好的心理素质，才能在发言的时候随机应变，游刃有余。

（2）快速思维和反应能力。即席发言大部分是没有时间准备的，这就要求发言者具有快速思维和反应的能力，边说边想，边想边说，在讲前一句话的同时，就要构思后面所要讲的内容，根据需要组织语言。

（3）明确发言中心。即席发言一般都是限定在一定的场合、环境内，并且发言的对象也不同，这就要求人们要注意环境、场合和对象，确立好发言的中心，选取适宜的角度、内容、语气和风格，有的放矢地进行针对性的发言，力求把话说在点子上。

（4）言简意赅。即席发言力求言简意赅，简明扼要地表明自己的态度和观点，用精练的语言表述清楚所要表达的意思，不要说空话、套话，也不要说伤人、过分的话。

（5）注意仪态动作。即便是临场、随机的即席发言，也要注意自己的仪态动作。在即席发言的时候，尽量与听众进行目光交流，动作自然大方，减少不必要的小动作，如摸鼻子、摆弄衣角、不停晃动身体等，要给人以轻松自然的感觉。

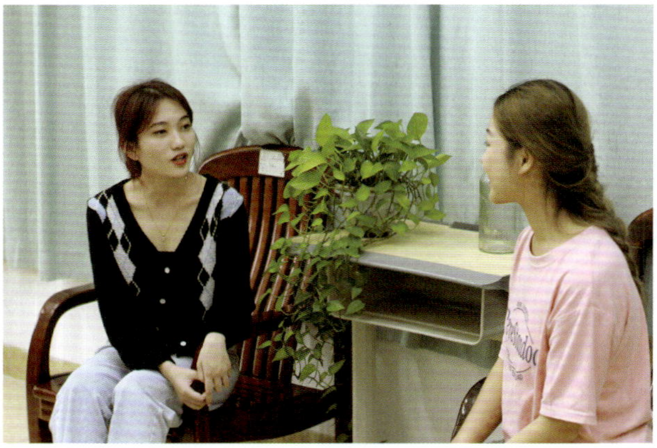

图 2-1　交谈

（三）交谈

1. 交谈的定义　交谈是指两个或更多人参与的一种双向或多向口语表达形式，是口语活动中一种最基本、最常用的方式，是人们获取信息、交流思想、沟通情感、建立人际关系的重要途径（图 2-1）。

2. 交谈的特点

（1）交谈必须是双向交流，即一方“说”，一方“听”，交谈双方往往互为“说”者和“听”

者，有时你听我说，有时你说我听。如果忽视“说”或忽视“听”，都会直接影响双向的交流，达不到交谈的目的。

（2）角色意识就是交谈双方按照角色规范的要求，说出符合角色身份的话。社会生活中每个人都在多维的、多层次的关系网里生活，因此，在不同的时间、地点和交谈对象面前，应扮演不同的角色。通常，角色语言要从三个方面考虑：①必须说的话；②允许说的话；③不该说的话。如果不考虑角色语言，就有可能出现言语上的失误，不仅有失身份，还会影响交谈的效果。

（3）交谈是以“谈心”为主的语言交流。交谈不同于论辩，论辩是以“辩理”为主的语言交锋。前者双方“心理相容”，后者双方“心理不相容”。因此，交谈重在心灵沟通，讲求“真”，即真情、真诚、真实。

3. 交谈的过程　交谈的过程包括破题、正式交谈和结束交谈三个阶段。

（1）一般破题有开门见山、直奔主题和问候、寒暄两种方式。礼貌性问候与寒暄可以制造适度的人际距离，让对方产生安全感，然后迂回引入，由此及彼，巧妙入题，这种形式可以很好地缓解紧张情绪，使谈话氛围融洽。例如，想与患者谈手术问题，先问其睡眠与饮食情况。

（2）正式交谈应具备的要素包括判断对方意愿、理解对方的真实意图、准确表明自己的观点、避免交谈的禁忌。

（3）结束交谈常用直接结束法与间接结束法。直接结束，如“今天谈话到此为止”；间接结束，如“我们改天再找机会谈吧”。

考点　交谈的过程

4. 交谈的原则　看人说话，看事说话，看场合说话，交谈的原则可概括为以下五点。

（1）有效应答。点头、摇头、微笑、眼睛凝视对方、有声简短回应等。

（2）学会倾听。人人都会有想倾诉的时候，倾诉会释放痛苦、忧伤。因此，听比说有时更重要。找一个倾诉对象很不容易，因为这个人必须有足够承受倾诉话语内容的能力，还要能够替倾诉对象保密（图 2-2）。

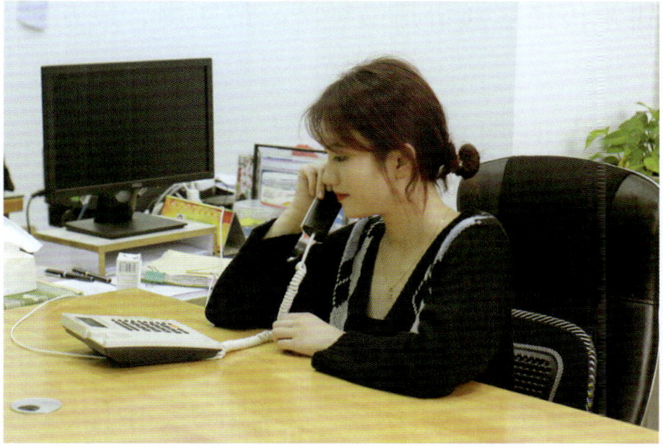

图 2-2　认真倾听

（3）摆正态度。美国著名演说家诺曼·文森特·皮尔认为，说话的语气、口吻与态度等比说话的内容更重要。因而，要善于调控自身情绪和抑制孤傲、猜忌、不屑一顾等不健康心理。信任与接纳是交谈的先决条件和前提。只有双方愿意交谈，才会有交谈的结果。

（4）多鼓励少责难。鼓励产生正面效果，责难产生负面影响。如护士对患者的鼓励，能调动患者的积极心态和增强其与疾病斗争的信心。

（5）注意礼貌与避讳。称呼、问候与风度都可以体现礼貌性。避讳有三种：一是直呼其名；二是触犯某些禁忌；三是询问隐私问题。例如，对长者及尊者不宜直呼其名，以免引起不快。

考点 交谈的原则

（四）演讲

1. 演讲的概念　演讲又称讲演或演说，是指在人数较多的场合，以有声语言为主，借助态势语言，就某一问题发表见解、阐述事理或抒发感情的一种口语表达形式。具有宣传思想、感召听众、激发情感等作用。

演讲是口语沟通的特殊类型，与其他口语沟通形式相比具有特殊的沟通主体和方式。

2. 演讲的特点

（1）综合性。“讲”是讲明道理，诉说对某一问题的看法。“演”是借助声音、表情、动作来加强演讲的生动性。演讲以讲为主，以演为辅，运用有声语言，加上“无声”的动作、体态、表情，两者相辅相成，巧妙结合，融为一体。要“讲”得好，必须有逻辑、修辞、音韵、朗读等方面的知识和修养。因此，演讲需要借鉴播音、诗朗诵、话剧、说相声、说评书、讲故事、演小品、做主持等表演艺术中的一些表达方法与技巧，把这些艺术门类的某些特点融入演讲中，形成具有独立特征的演讲活动。

（2）独白性。演讲，是高度个性化的产物，是一个人的性格、气质、形态、口才的综合反映。演讲者是演讲活动的主体，听众始终处于接受地位。

（3）时限性。演讲直接刺激听众的听觉、视觉感官，有很强的时限性。注意时限就是指掌握好时间，能在规定的时间内从容地完成演讲。演讲时间的长短，受听众可接受性的制约。

（4）鼓动性。鼓动性是演讲成功与否的一个标志。没有鼓动性，就不能称之为演讲，政治演说也好，学术演讲也罢，都必须具备强烈的鼓动性。

（5）工具性。演讲是人们交流思想的工具。思想、学识、发明与创造等，都可以借助演讲来传播。演讲是最经济、最实用、最方便的传播工具。

考点 演讲的特点

3. 演讲的过程

（1）演讲的准备

1）确立演讲主题。主题要正确、新颖、鲜明、集中、深刻。

2）拟定讲稿题目。题目要有积极性、要力求新奇、富有感情色彩。

3）搜集选择材料。选择充分表现主题的、典型的、新颖的、有针对性的材料。

4）构思演讲内容。构思开头、主体、结尾。常有“凤头、猪肚、豹尾”之说，意思是“好的开头是成功的一半”；主体讲究充实丰满、说服力强；结尾是走向成功的最后一步，“编筐编篓，全在收口”，结尾要注意强劲有力。

（2）演讲的实施

1）演讲前的心理准备如下。①调整心态，越接近上台演讲，紧张焦虑情绪就越明显，过度的紧张焦虑造成怯场心理，严重者会造成思维滞塞、言语不畅、肌肉过度痉挛无法控制。因此，演讲前要采取措施调整心态。积极暗示自己“我已经准备充分，只要我不慌不忙地讲，就能获得演讲的成功”，还可以用深呼吸等放松训练法缓解紧张的情绪。②演讲预想，设想演讲过程中可能出现的情况，以及准备应急的措施，即准备应急预案。

2）演讲中情感的处理如下。①调动前排的听众，感情贯穿始终。②语调切忌过激或冷漠，应该抑扬顿挫。③不可小视自我介绍。④重视演讲的最后道别。

3）演讲中多用增强气势的句式。①短句短促激烈，富有战斗性，激人斗志。②问句气势磅礴，雄辩有力，特别是连续使用设问或反问，气势显得更加宏壮，掷地有声，可大大增强演讲的雄辩力。③排比句排山倒海，势不可挡，可增强演讲的感染力，激动人心。④感叹句激情飞扬，震人心扉。注意不能滥用，否则倒人胃口。

（3）演讲的反思与总结

1）现场听众反馈如何是演讲成功与否、效果优劣的重要衡量标准。演讲者要及时捕捉一切听众信息：接受？反对？无所谓？听众是掌声雷动，还是哈欠连连、讲话声此起彼伏？对这些信息进行判断、分析，并做出适宜的反应，调节会场气氛是一个成功的演讲者应有的素质。

2）演讲须对过程、结果进行必要的评价。如演讲时形象是否坦然自如，表达是否清晰流畅，临场反应是否恰当得体，演讲主题是否深入人心等。

4. 演讲的技巧

（1）演讲的口语表达技巧：良好的口才，往往是经过严格的口语训练培养出来的；演讲口才不仅要勤练、苦练，而且要巧练；要练习得法，摸清规律，掌握要领。

1）语音清晰。口语的基本要素是语音。它包括语调、语气、音量、音长，如语气词“啊”，人们赋予它不同的语调、语气、音量、音长，它所表达出的意思就不同。口语一定要说得清晰，让人能够听得懂。

2）生动流畅。要使用排比、引用等修辞，让鲜明生动的语言调动听众，使听众身临其境。语言流畅，不要有口头禅。

3）精练响亮。句子要精练，要用最少的字句，表达最丰富的内容。声音响亮，要让人听得清楚。

4）口语化。演讲语言要尽量做到口语化和通俗化，词句流利、准确、易懂。

（2）演讲的非语言表达技巧：演讲本身就是一门既“讲”又“演”的艺术，“演”为“讲”铺路、助势。

1）姿势。演讲时一般张开双脚与肩同宽，挺稳整个身躯，想办法缓解紧张情绪。

2）视线。演讲时一般尽量从听众当中找寻对自己投以善意而温柔眼光的人，并且无视那些冷淡的眼光。此外，把自己的视线投向强烈“点头”以示首肯的人，对巩固信心也具有很好的效果。

3）脸部表情。演讲时的脸部表情会给观众留下深刻的印象。紧张、疲劳、喜悦、焦虑等情绪会清晰地展现在脸上。演讲的内容再精彩，如果表情缺乏自信，畏畏缩缩，演讲就很容易变得缺乏说服力。

考点　演讲的技巧

三、口语沟通的技巧

口语沟通处在一个动态的、连续的变化过程之中，沟通的态度、沟通的禁忌和沟通的用语都会影响口语的沟通效果。

（一）沟通的态度

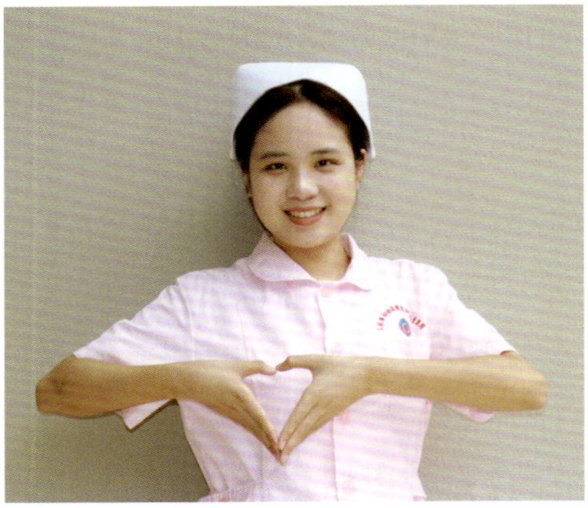

图 2-3 真诚的态度

1. 真诚的态度 真诚是沟通的法宝，真诚的态度可以做到真心换真心，实现情感上的融洽（图 2-3）。

2. 信任的态度 人们更容易接受自己信任者发出来的信息，也愿意将自己的真实想法传递给自己信任的人。

3. 尊重的态度 尊重他人的态度是开启沟通之门的钥匙。“敬人者，人恒敬之。”接纳对方就是容忍对方不同的观点、习惯等。如果没有接纳，就不能达到沟通的目的和效果。

4. 共情的态度 从对方的观念出发，设身处地地体验对方的内心世界，用言语准确地表达对对方内心体验的理解。

（二）沟通的禁忌

1. 成功交谈十二忌 一忌居高临下，二忌自我炫耀，三忌口若悬河，四忌心不在焉，五忌随意插嘴，六忌节外生枝，七忌搔首弄姿，八忌挖苦嘲弄，九忌言不由衷，十忌故弄玄虚，十一忌冷暖不均，十二忌短话长说。

2. 六不谈与四宜谈 不谈倾向错误的内容；不谈涉及别人隐私的内容（不问收入、年龄、家事、健康、经历）；不谈涉及国家机密和行业机密的内容；不谈非议交往对象的内容；不谈诋毁领导、同行、同事的内容；不谈庸俗低级的内容。宜谈双方拟订的话题；宜谈格调高雅的话题；宜谈轻松愉快的话题；宜谈对方所擅长的话题。

（三）沟通的用语

1. 表示“敬意”的词语 请、请问、请教、劳驾、借光、借重、恭喜、恭候、光临、莅临、拜托、拜访、拜读、奉送、奉还、奉告、高见、高论、高寿等。

2. 表示谦逊的词语 不敢当、过奖、惭愧、错爱、哪里哪里、岂敢、献丑、见笑等。

3. 表示道谢致歉的词语 费心、费神、偏劳、代劳、烦劳、怠慢、失礼、失陪、失言、冒昧等。

考点 口语沟通的技巧

第 2 节 书面语沟通

一、书面语沟通的含义

书面语沟通是指以文字形式进行的信息交流与传递。书写和阅读是它的两种基本行为方式。书面语沟通比口语沟通传播信息量更大。

二、书面语沟通的优缺点

（一）书面语沟通的优点

1. 广泛性　书面语沟通可以扩大信息传递与交流的范围，不受时空的限制，具有广泛的空间性。例如，互联网上的文字信息，每天都有不同国家的民众在网页上同时浏览，这种信息传递方式可以在不同的时间、地点，在最大范围内实现信息的交流。

2. 准确性　书面语经过信息发出者字斟句酌，具有严密的组织结构，严谨的逻辑思维，并由作者亲自调查研究、反复试验，因此书面语言具有准确性的特点。

3. 规范性　在生活中人们使用的各种文书、表格、术语、数据等都有通用的格式，只有严格做到书面语的规范性，才能保证沟通的顺利进行。

4. 永久性　书面语言传递的信息能够作为资料和档案长期保存，供接收者反复阅读、研究及查证。

（二）书面语沟通的缺点

1. 缺乏互动性　由于书面语沟通的作者和阅读者不是在同一时间和地点进行内容上的沟通，读者阅读后无法立即将自己的思想、观点、情感反馈给作者。这样，作者和读者之间缺乏面对面的沟通和交流，很难形成有效的信息反馈，缺乏互动性。

2. 缺乏灵活性　用书面语构成的正规出版物、协议等，具有严肃性、规范性和法律效应，如果存在缺失和错误，不能及时进行修改或不可以更改。但用口头语进行人际沟通时出现错误，可以及时更改所表达的信息，因此，书面语沟通方式缺乏灵活性。

考点　书面语沟通的优缺点

三、书面语沟通的应用

（一）请假条

请假条是因为某种原因需要请假时，写给相关人员的说明性文书。它是一种重要的应用文写作，从小学、初中、高中到大学乃至工作，都离不开请假条写作。

链接

请假条写作格式

1. 居中写标题“请假条”。
2. 在第一行顶格处写明请假对象的称呼，一定要用尊称。
3. 第二行空两格写请假原因，要实事求是，语言要简洁。
4. 写清楚请假起止时间。
5. 另起一行在右下角处写请假人名字。
6. 在名字下面标明写请假条的时间。

（二）申请书

申请书，又称志愿书，是单位或个人因某种需要，向有关部门组织、社会团体提出书面请求的专用文书，一般有表格和书信两种形式。入党申请书是申请人向党组织表明自己有入党的志愿和要求，使党组织了解申请人的政治信仰和追求，便于党组织对申请人有针对性地进行培养、教育、考察，同时也是党组织确定入党积极分子和发展对象的重要依据。因此，每一位要求入党的青年学生，都应该认真写好入党申请书。《中国共产党章程》第一章第一条规定："年满十八岁的中国工人、农民、军人、知识分子和其他社会阶层的先进分子，承认党的纲领和章程，愿意参加党的一个组织并在其中积极工作、执行党的决议和按期交纳党费的，可以申请加入中国共产党。"

入党申请书的格式如下。

1. 题目　第一行居中写"入党申请书"。

2. 称呼　第二行顶格写申请人对党组织的称呼，如"敬爱的党组织"或"敬爱的党支部"等，后面加冒号。

3. 正文　这是入党申请书的关键部分，一般写以下内容。①为什么要入党。主要写自己对党的认识、政治信念和入党动机，以及在这些方面思想变化的过程。②本人的基本情况。主要写自己成长的经历、政治历史情况、受过何种奖励和处分，以及思想、工作、学习和作风等方面的情况。③家庭主要成员和主要社会关系情况。主要写他们的职业、政治情况、与本人的关系等。此项内容也可附于申请书后。④怎样积极争取入党。主要写怎样正确对待入党问题，以及怎样以实际行动争取入党和接受党组织的考验。

4. 结尾　正文写完后，一般另起一行，用"请党组织在实践中考验我"或"请党组织看我的实际行动"等作为结束语。结尾也可用"此致""敬礼"等词语。

5. 署名和日期　在结尾下一行右下方写上申请人的姓名，并注明申请的日期。

链接

写入党申请书的注意事项

1. 入党申请书要用钢笔或签字笔按规定格式书写，字迹要工整、清楚，不要写错别字，以便入党后归入本人人事档案，字数一般在 1000 ～ 1500 字。

2. 要学习《中国共产党章程》，加深对党的性质、党员的义务、党员的权益等的了解。

3. 对党要忠诚，要如实反映自己的有关情况，不说假话欺骗组织，对自己的评价要实事求是。

4. 申请书的书写要质朴、严肃，不需要华丽的辞藻。

自测题

一、名词解释

1. 口语沟通　2. 演讲　3. 交谈

二、填空题

交谈的过程分为________、________、______。

三、选择题

1. 书面语沟通的优点不包括

A. 准确性　B. 规范性　C. 广泛性　D. 永久性　E. 通俗性

2. 演讲的特点不包括

A. 综合性　B. 独白性　C. 时限性　D. 灵活性　E. 鼓动性

四、简答题

1. 交谈的原则有哪些？

2. 书面语的优缺点有哪些？

（李枝荣）

第3章 非语言沟通

非语言沟通和语言沟通一样，也是进行沟通的重要手段。我国古代就有“望闻问切”的中医看诊手段，观气色、听声息是非语言沟通的表现，《琵琶行》中“此时无声胜有声”更是非语言沟通独特魅力的展现。非语言沟通作为一种无声力量实现着心与心的沟通。在现代社会，非语言沟通被用于各个领域，焕发出强大的生机与活力。

第1节 非语言沟通的概述

案例 3-1

小赵没有提前跟小李打招呼，突然到小李家做客。小李嘴上说着欢迎，但是在听小赵说话时显得心不在焉，东张西望，过了几分钟，小李见小赵还是说个不停，便站起身来回踱步，并频繁地看自己的手表。这时，小赵发现不对劲了，赶紧起身告辞。

问题：1. 小李并没有说送客，小赵为什么会主动告辞离开？

2. 如何理解小李说的“欢迎”以及待客时的表现？

在日常交往时，人们进行信息交流不仅可以通过语言，还可以通过非语言沟通的形式来完成。许多语言文字难以表达的情绪和感情，可以通过非语言沟通的形式进行传递。

一、非语言沟通的概念

非语言沟通又称肢体语言，是指人们在沟通过程中，不采用语言作为表达意见的工具，而运用其他非语言方式传递信息的过程。非语言沟通是相对于语言沟通而言的，是指通过身体动作、服饰、体态、语气语调、空间距离等方式交流信息、进行沟通的形式，是人际沟通的重要方式之一。例如，胎儿在母体中会通过触觉和听觉来了解母亲，在学习有声语言之前，就已经开始与母亲进行非语言沟通。一个人眉开眼笑、手舞足蹈，表示兴奋和快乐；捶胸顿足、痛哭流涕，则表示悲伤与难过。

考点 非语言沟通的概念

二、非语言沟通的特点

（一）广泛性

非语言沟通的使用范围极其广泛，在语种不同、语言沟通受阻的情境下，人们可以通过非语言信息了解对方的想法和感受，从而实现有效沟通。在生活中可以发现，刚出生几个月的婴儿就具有了观察别人表情并对其做出恰当反应的能力，当成年人对他们微笑、表示接纳时，他们也会显示出微笑的接纳反应；而当成年人对其表示气愤、显示拒绝的表情时，他们也会显示出不愉快、拒绝或恐惧的表情。

（二）真实性

所谓真实性，是指非语言沟通能够表达、传递信息的真实含义。在语言沟通中，人们对于用词的选择可以通过理性来控制，非语言沟通则与之不同。人们的非语言行为是针对外界刺激做出的一种直接反应，常常是无意识的、不自主的、发自内心的，非语言行为是人们真情实感的表露。

（三）直观性

与语言沟通相比，非语言沟通传递的信息内容往往更加直观。例如，护士想要了解患者的病情，显然，亲自去看望患者，所得到的信息会比长篇大论的文字或者口头介绍更加充分和深刻。有时候千言万语也难以将内心的真实感受表达出来，而相视一笑、一个动作或者仅仅一个眼神，却可以将这种情感表达得淋漓尽致。

（四）通用性

非语言沟通几乎可以在任何文化背景的人与人之间发生。不论国家、民族、地区，不论男女老少，都可以用非语言沟通的方式来表达同一种情感，人们可以借助体态语言符号来实现有效沟通。例如，人在经历痛苦悲伤时，大都通过哭来发泄；在高兴喜悦的时候，则会用笑的方式来表达。天生双目失明的人，虽然从未见过别人的面部表情，但也能以同样的表情来表达内心的情感。

（五）情境性

虽然非语言沟通具有一定的通用性，但在很大程度上会受到种族、地区、历史、文化、风俗习惯等的影响，存在一定的差异性。非语言沟通不能脱离当时当地的条件、环境背景而单独使用，它要与特定的语境相配合。在不同的情境之下，相同的非语言符号，会表达出不同的意义。例如，流泪既可以是悲痛欲绝的“痛哭流涕”，也可以是欣喜若狂的“喜极而泣”；拍桌子，可能是怒不可遏的“拍案而起”，也可能是赞赏至极的“拍案叫绝”。在进行非语言沟通时，要善于将非语言符号与环境背景联系起来，充分注意非语言行为所表达的不同含义，正确谨慎地使用，这样才能恰当地进行有效沟通。

考点 非语言沟通的特点

三、非语言沟通的意义

非语言沟通在人际交往中具有重要意义，它能使语言沟通表达得更加生动形象，也更能真实地体现人们心理活动的状态。

在医疗护理工作中，非语言沟通充分体现了其重要性（图 3-1）。护理人员要善于观察和理解患者的一些非语言行为反应，通过患者的面部表情和身体姿势等洞察他们的内心感受，从而获得真实的信息。在某些情况下，

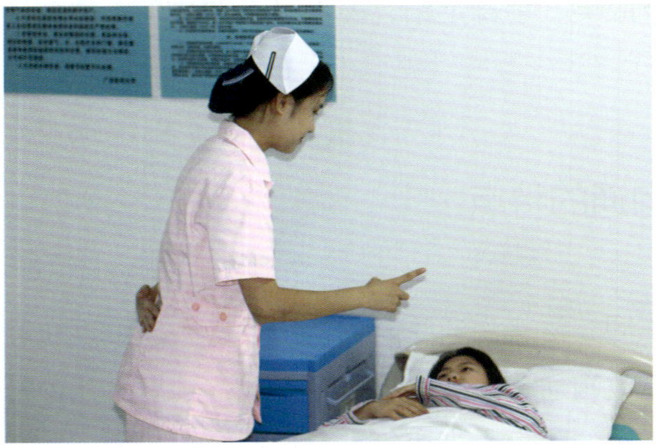

图 3-1 手语沟通

非语言交流是获得信息的唯一途径。例如，刚使用呼吸机的患者会有一些紧张不安的焦虑情绪，但无法通过语言向医护人员表达痛苦，而只能依靠表情、姿势来表达，护理人员应通过亲切的微笑、目光予以安慰和鼓励。在新生儿病房，婴儿无法与护理人员进行语言交流，没办法说出他们的需要，而有经验的护士常常可以从婴儿的表情、动作，特别是啼哭声调的高低、节奏的快慢、音量的大小，来判断婴儿是否有生理需要或者出现病情变化，对其进行护理的时候，也可以通过怀抱、抚摸等方式使婴儿获得安全感。

在医护人员的工作交流中，非语言沟通也被广泛应用。在某些工作场合，医护人员是没有时间进行交谈的，如抢救心搏骤停的患者时，医护人员之间常常是通过快速交换目光或者点头示意等方式进行沟通，以使抢救工作配合默契。因此，非语言沟通是医护人员获取信息的重要途径。

第 2 节　非语言沟通的作用及表现形式

一、非语言沟通的作用

（一）表达情感

非语言信息是人们真情实感的流露，人的喜怒哀乐都可以通过表情、体态等形象地展示出来。由于一个人的思想情感深藏于心中，必须借助非语言沟通才能表达其复杂、丰富的感情。例如，久别重逢的朋友见面时紧紧拥抱，表示两人情谊的深厚和思念之情。

在护理工作中，在特定的环境下，护士与患者及其家属常常通过非语言形式表达他们的内心想法。例如，护理人员紧握分娩产妇的手表示安慰，或按摩她的腹部稳定情绪，促进分娩进程。

（二）传递信息

由于医院是一种陌生、特殊的环境，常常会让患者及其家属产生恐惧和不安，他们会特别留意周围的信息，对医护人员的非语言行为尤其敏感。患者及其家属在进行语言沟通前，往往会对医护人员的非语言行为进行仔细观察，并通过这些非语言行为迅速获得信息。

同时，护理人员也应当重视自己的非语言行为对患者的影响。例如，对比有声语言，护士的表情仪容、行为举止、服务态度等则对患者更具有影响力。作为一名护士，拥有端庄大方的仪容、和蔼可亲的态度、训练有素的举止会给患者带来如沐春风的感觉，从而促进护患间的沟通和交流，这样还有利于建立良好的护患关系。同样，护士也应该在观察患者时注意其非语言行为，从而了解患者的病情和心理状态，掌握患者的真实情况。尤其对于婴幼儿、精神病患者、语言表达困难或意识不清等有沟通障碍的患者，护士可以通过加强非语言行为的观察来了解他们的病情。

（三）显示关系

人际沟通的信息包括内容含义（说什么）和关系含义（怎么说）两个层面。内容含义的显示多用语言，关系含义的显示则较多依靠非语言信号。例如，护理人员和蔼体贴的表情显示出与患者之间友好的关系，而一副生气的面孔和生硬的语调则显示出对患者冷漠和疏远的态度；护士靠近患者坐着进行交谈，显示了双方平等的关系。护理人员开会时，负责主持会议的人通常会坐在会议桌顶头的位置，资历深、职称高的护士往往是围着会议桌坐着的，坐在第二排的则常是一些资历较浅的护士和实习护士，这就是通过非语言信号显示出的身份地位关系。

（四）替代语言

在某些场合或某些情况下，往往用非语言沟通代替语言沟通传递信息。有时候即使对方没有说话，也可以从其面部表情等非语言符号上看出他的意思，这时非语言沟通起到了代替语言沟通表达的作用。例如，中国人常用的非语言沟通方式中，点头表示肯定，摇头表示否定；怒目圆睁意味着憎恨，喜笑颜开代表愉快等。

（五）调节互动

调节互动是指用非语言沟通来协调和调控人与人之间的言语交流状态，主要有点头、摇头、注视、皱眉、降低声音等。所有这些非语言信号都传递着一些不必开口或不便明说的信息，调节着双方的互动行为，并帮助交谈者掌控沟通的进行。例如，听众在倾听演讲者演讲时，若微笑着点头，便表示很愿意演讲者继续说下去；如果听众频繁地看手表或者向别处张望，说明其听不懂演讲的内容或不感兴趣，演讲者注意到后应及时转换话题或暂时停止讲话。两个人在交谈中，如果一方突然降低声音并凑近对方耳朵时，表示不愿意被第三人听到谈话的内容，并且另一方也会降低声音予以回应。诸如此类调节互动的方式，经常不是由语言直接来表明的，而是通过非语言暗示来委婉地表达。

二、非语言沟通的表现形式

非语言沟通在人际交往过程中具有十分重要的作用，它的表现形式主要分为静态语言和动态语言两种类型。

（一）静态语言

静态语言通常是指人的外表，包括仪容、服饰等，是人们文化素质、审美情趣、社会地位、经济状况和精神面貌的外在表现。人们可以通过仪表服饰这些静态语言来表现自己和了解他人。如果一个人不再打扮和修饰自己，那么他的身体或者精神一定处于一种不佳的状态，在做事时表现出情绪沮丧、心不在焉的样子。由此可见，人们会将好的身体、精神状态与整齐干净的外表联系在一起，并据此判断一个人是否身心健康。在护理工作中，衣着得体、仪表自然大方的护士，能将护士特有的精神风貌体现出来，也是其自信的象征，同时她们也能为患者带来视觉上的美感和心理上的安全感，并获得患者的尊重。

1. 仪容　仪容是人的外表容貌，好的仪容是尊重他人的表现，也是自尊、自重、自爱的表现。男士仪容要清爽、得体、潇洒，女士仪容要整洁、端庄、大方。

（1）发型。发型是展示良好仪容的一个重要方面。在人际交往中，发型应该整洁时尚，但不要过分夸张，以免喧宾夺主。美的发型能给人一种整洁、庄重、洒脱、文雅、活泼的感觉，护士的发型应符合其职业特点，前不过眉，后不过领。不要遮挡视野、影响护理操作，更不要把头发染成艳丽的颜色。在日常生活中还要保持头发的干净整齐，勤洗发，勤整理，展示出有朝气、有活力的精神面貌。

（2）面容。护理人员的面容应保持干净整洁。要坚持勤洗手、洗脸、刷牙、洗头、洗澡、剪指甲等卫生习惯，并注意去除眼角、耳、鼻等处的分泌物。

（3）妆容。“三分容貌，七分装扮”，在人际交往中，进行适当的化妆是有必要的，人们可以通过化妆对仪容进行修饰，并以此来展示自身良好的形象（图 3-2）。这既是自尊的表现，也是对交往对象的尊重。当护士持妆上岗时，应遵循美观、自然、协调的原则，妆容以表现健康的肤色为主，不宜浓妆艳抹，不追求怪异、出格的妆容，使精神面貌有所改观，显得精力充沛。这样一方面可以维护护士的自身形象，另一方面可以体现出对患者的尊重，容易被患者接受（图 3-2）。

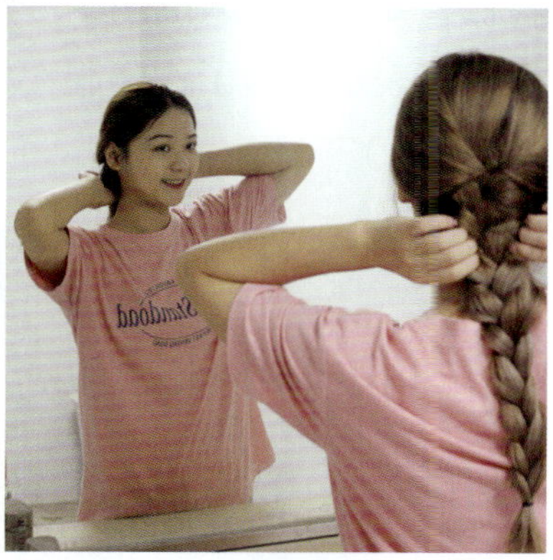

图 3-2　仪容

2. 服饰　包括一般的服装和饰品。狭义的服饰仅仅体现为穿衣戴帽，广义的服饰是对一种文化、一种文明的解释，是展示美、表现美的重要方式。每个人对衣服的选择应扬长避短，应根据自己的个性、爱好、体型等选择适当的服饰，通过服装来展现自我。服饰代表一个人的个性，根据一个人的服饰往往能判断出这个人的性格。

链接

服饰的 TPO 原则

所谓 TPO，指时间、地点和场合。TPO 原则是指人们在选择服饰时，要兼顾时间、地点、场合三个要素。

1. 时间原则（time）　服饰的类别样式应根据时间的变化而变化，有四季的交替。着装要顺应时代的潮流和节奏，不要过于落后或过分新奇，以免让人另眼相看，拉大交际距离，影响沟通。

2. 地点原则（place）　着装要与地点相适应。例如，在家里可以穿宽大随意的家居服；在单位时，应穿戴得体、庄重大方；休闲时，着装应力求舒适、方便活动。

3. 场合原则（occasion）　指服饰穿着应考虑场合因素，即服饰所蕴含的信息必须与特定场合相吻合，不然可能拉大交往的空间距离与心理距离。例如，正式场合，不宜穿 T 恤衫、牛仔服、夹克衫、短裤、超短裙等。

除此之外，着装还应注意与性别、年龄、肤色、职业身份相适宜，护士在工作场合应穿护士服，医生在工作时应穿白大衣，警察、消防员等在工作时应着相应的制服。在此基础上，为了在整体上显得更加完美和谐，可以适当以佩饰加以点缀，起到画龙点睛的作用。但佩饰款式不宜夸张且数量不宜过多，总数不宜超过三件，且应材质相同。若浑身珠光宝气，反而给人一种俗气的感觉。

（二）动态语言

动态语言是以身体动作表示意义的沟通形式。动态语言包括手势语、姿态语、目光语、微笑语、触摸、人际距离。人们可以控制有声语言的传递，但不能阻止身体语言的传递，人们的姿势、动作总是有意无意地透露出人们内心蕴藏的信息。

1. 手势语　打手势也是表情达意的一种方式，是体态语言的主要表现形式，它可以表达丰富的意思，是使用频率很高、变化形式最多的动态语言。人们可以从双手的动作、位置中悟出不同的寓意。例如，说“欢迎”的同时伸出手作握手状或请坐的手势，能让人感到热情轻松；如果一个人的两个手掌不断摩擦，则表现出这个人焦虑、压抑、缺乏安全感；用手拍拍胃部表示吃饱了；竖起大拇指表示夸奖。在语言不通的情况下，手势语是主要的沟通方式（图 3-3）。

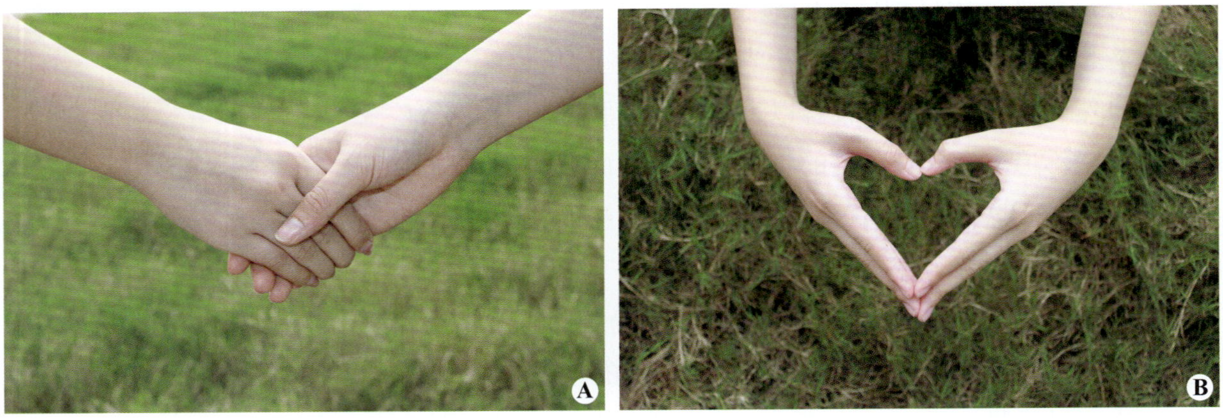

图 3-3　手势语

A. 握手手势；B. 心形手势

2. 姿态语　姿态语主要是身体姿势显示出的气质。通过一个人的个体姿态人们可以看出这个人的文化修养和品位，这是因为人的每一种身姿都是心理状态和生理状况信息的外化。一个人良好的思想意境和情感世界能通过优美的身姿展现出来，并能成为有力手段调节他人的情绪，也最能表现出不凡的风度。常言道：坐有坐相，站有站相。习惯将两腿两脚并拢，并把手放在膝盖上，保持端正姿态的人，其性格是比较内向，温润谦顺的；入座时两腿分开较宽，双手随意放置的人，喜欢追求刺激、标新立异且人缘不错。自信、豁达的人往往表现出直挺的姿态；而颓废、缺乏自信的人往往是一副卑躬屈膝的姿态。一个人的个性能通过走路、就座、持物的姿势表达出来。姿态、动作也跟其他人的存在相关联，他们之间的关系决定着姿态的变化。例如，同样一个人，与上、下级沟通时的姿态是有所区别的（图 3-4）。

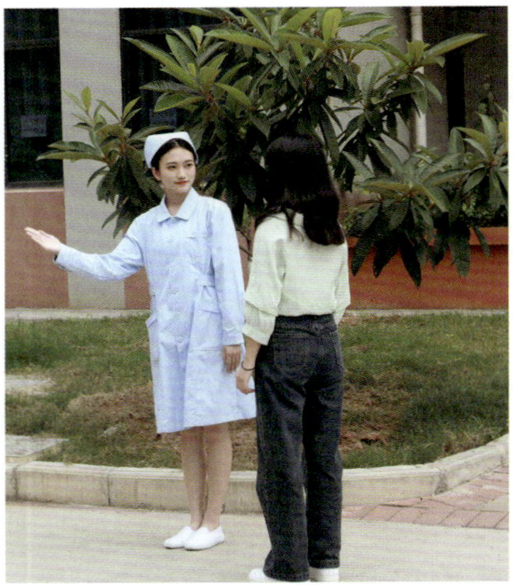

图 3-4　姿态语

3. 目光语　“眼睛是心灵的窗户”，目光常作为一种独特的非语言沟通形式来表达沟通者微妙而复杂的思想感情。当一个人拒绝某人时，他会用不情愿甚至是愤怒的眼神注视对方，这时他的目光会比较坚定；当一个人警告他人时，则用非常锐利的目光、冷峻的表情审视这个人；当一个人长时间盯着对方时，大多数都是期待对方给自己一个想要的答复。在人际交往中，目光是最清楚、最正确的信号。因此，护士应多与患者进行目光上的沟通交流来解读患者的内心。

4. 微笑语　“一个美好的微笑胜过十剂良药”，微笑代表着一个人的愉悦与热情。它可以增加人与人之间的信任感，缩短彼此间的距离，为深入沟通与交往创造良好氛围。世界上存在这样一种语言，它可以让说着不同语言、有着不同宗教信仰以及文化习惯的人相互交流，它便是“微笑”。微笑不需要刻意学习与模仿，它是与生俱来的。在日常生活中，恰当地运用微笑，能够协调好人际关系，使社会变得更加和谐（图 3-5）。

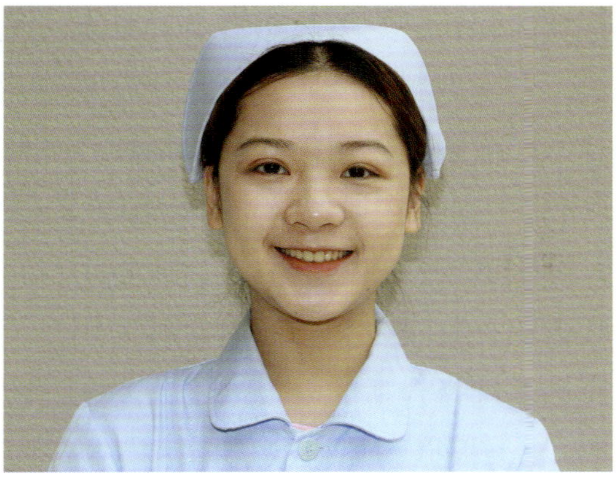

图 3-5　微笑语

护士的微笑应自然得体、亲切祥和、和颜悦色。护士通过微笑，可以缓解患者的紧张情绪，并消除患者对医护人员的误会、疑虑，表示出尊重与理解，增强其信任感、安全感，减轻疾病带来的恐惧感、检查带来的疼痛感，还能帮助患者增强战胜疾病的勇气。护理人员的微笑服务有利于和谐护患关系的建立，在患者身心健康方面也起着举足轻重的作用。

（1）微笑时，嘴部向上移动，略呈弧形，不需要露出牙齿发出笑声。微笑应发自内心、自然真诚，切不可故作笑颜、假意奉承。

（2）微笑的训练

1）练习嘴角上翘，双颊肌肉上抬，口里可发普通话“一”字音。

2）取一张厚厚的纸，遮住眼睛下边部位，对着镜子，心里想着一些可以让人高兴的事情，使笑肌抬升，收缩鼓起双颊，嘴角两端做微笑的口型，这时双眼呈现出的表情就十分自然。然后再放松面孔，眼睛恢复原样，此时目光仍旧脉脉含笑，这就是眼中含笑。

5. 触摸

（1）触摸的作用。触摸是非语言沟通的特殊形式，包括抚摸、依偎、拥抱等，触摸所传递的信息往往是其他沟通形式所不能取代的。

1）有利于个体生长发育。常在亲人怀抱中的婴幼儿，能意识到同亲人紧密相连的安全感。孩子与谁的身体接触最多，对谁的情感依恋就最强烈、最深刻，从而获得安全感，啼哭少、睡眠好、体重也会快速增加、抵抗力也较强，学步、说话、智力的发育也明显提前。相反，孩子如果缺少这种身体接触，就会处于“皮肤饥饿”的状态，并造成食欲减退、烦躁不安、智力下降，乃至性格缺陷，出现一些孤僻、攻击性强、虐待小动物等异常行为。大多数幼儿都喜欢大人抚摸自己的身体，当成人抚摸他们的头部以示奖励时，幼儿常常露出灿烂的笑容。儿童也喜欢依偎在亲人身边感受抚摸，触摸可明显促进个体的生长发育、智力发展及良好性格的形成。

2）有利于建立良好的人际关系。友善的触摸对人类而言，不仅会使人产生愉快的感觉，还会对触摸对象产生依赖感。在人际沟通过程中，仔细观察就会发现，双方在身体上相互接受的程度显示了情感上相互接纳的水平。人与人身体的接触是和谐关系建立的关键，通过身体接触，让人们在交往中获得彼此间的信任，有利于良好人际关系的建立。

3）有利于传递信息。如多年未见的好友不期而遇时紧紧拥抱，表示两人关系密切；护士用手触摸高热患者的额头，表示对患者的关心和对工作的认真负责；握手时比较有力，且持续时间长，则可表明自己对对方的深切感情。

（2）触摸的要求。受文化背景因素的影响，人们对触摸的理解、接受程度有差异，应综合考虑被触摸对象的性别、年龄等多种因素采取触摸方式。

1）根据沟通场景选择触摸方式。一位母亲刚得知自己的儿子因车祸重伤正在抢救，这时护士紧紧握住她的双手，或将手放在其手臂上，可起到较好的安抚效果；如果患者正在为某事恼火甚至发怒，此时对其采用触摸的方式，可能会引起对方反感甚至误解。只有根据触摸场景选择合适的触摸方式，才有可能起到积极、有效的作用。

2）根据沟通对象选择触摸方式。从中国的传统习惯来看，女性之间的触摸较容易取得好感，而对异性进行触摸时则应保持谨慎的态度。

3）根据双方关系选择触摸方式。在一般社交场合，如果双方交情不深，大多选择礼节性的握手方式；关系密切的朋友除了握手之外，还会选择拥抱、拍肩、拉手等方式来表达内心的情感。

4）根据文化背景选择触摸方式。在欧美国家，友人之间表示友好时会采用拥抱、贴脸等方式；在我国主要通过握手方式来表示友好。

在选择和使用触摸方式进行沟通时，应时刻注意观察对方的反应并进行调整。护理工作中的触摸避免使用做作、尴尬或不自然的方式，不要让对方产生受到威胁或被侵犯的感觉。

6. 人际距离　是指沟通双方通过个人空间位置和距离来进行传情达意的体态语言。每个人都有自己独有的空间需求。

（1）人际距离的分类

1）亲密距离。一般为 0 ～ 0.45m，是一种允许存在身体接触的距离，通常存在于父母与子女、夫妻、情侣及极其亲密的朋友之间，处于此距离的人们能感受到彼此的气味、呼吸甚至是体温。关系一般者，尤其是与陌生人、异性共处时，应避免采用这种距离。在医疗护理工作中，遇到必须进入亲密距离才能实施的护理操作，如体检、口腔护理、皮肤护理等，护理人员应提前向患者进行解释或说明，使患者有所准备并配合，避免患者紧张不安或产生不适感。

2）个人距离。一般为大于 0.45m 小于 1.2m，这是一种稍有分寸感的距离，伸手可以碰到对方的手，但不容易与对方有身体方面的接触，是一般交往时保持的距离。熟人、朋友、同事之间的交谈通常是采用这种距离。护士对患者进行健康教育、心理咨询等，通常是在这种范围内进行的，是护士与患者之间较理想的人际距离。

3）社会距离。一般为大于 1.2m 小于 3.5m，体现的是社交性或礼节上的一种较为正式的关系，通常是不密切的人际关系的交往距离，如小型会议、商业洽谈、招聘面试、论文答辩或宴会等。在护理工作中，护理人员可以对敏感的患者或异性患者采用这种距离，来减轻对方的紧张情绪。

4）公众距离。一般为 3.5m 以上，主要适用于群体交往以及与自己不相识的人共处。这种距离通常存在于公共场合的陌生人之间、演讲者与听众之间。一般情况下，公众距离不适合个人交谈。

考点 人际距离的分类

（2）人际距离的调整。在人际交往中，与沟通对象之间的距离要根据不同情况进行调整。

1）根据交往对象调整。由于交往对象不同，人际距离也不一样。对自己的长辈，要主动亲近，可以缩短距离，以表示尊敬、亲切、体贴。在一些护理工作中，如与艾滋病、肝炎等患者沟通，他们的心理往往较为压抑，护士与他们进行交谈时，就不要距离太远，不然会加重他们的心理负担；与儿童和孤独的老年患者沟通，也应缩短交谈距离，这样有利于情感沟通；与那些敏感的患者、异性患者和沟通能力较差的患者沟通，应适当增加一些人际距离，给对方足够的空间，否则会给对方带来不安全感。

2）根据交际场合调整。一般情况下，在公共场合，私人空间要服从公众空间。例如，有人在候车室或公园独占一条长椅，躺下睡觉，给他人造成一定影响的现象，就是私人空间过多地占用公众空间的表现。在公共场合，有人正在谈话时，旁人不应靠得太近，不然会引起谈话双方的反感。

3）根据交际内容调整。一般来说，交谈内容比较严肃时，需要稍远些的人际距离，内容比较轻松时，人际距离就可以适当缩短。如果谈话内容具有一定的隐秘性，距离就应更近。在护理工作中，遇到非常信赖护理人员的患者和家属，他们与护理人员交谈时会超过一般个人距离，这种举动可能会让护理人员感到不适，但此时也要考虑到这可能是不同地域或不同文化背景造成的，或许对方有不方便大声说的话想说。因此，护理人员不可流露出厌恶的表情，可以巧妙地调整这个距离，如给对方安排一个合适的椅子，请他坐下来慢慢谈。

考点 非语言沟通的表现形式

第 3 节　非语言沟通的行为准则

案例 3-2

急诊室接到电话，一位急性肠梗阻的患者急诊入院，患者被抬进病房，面色苍白，非常痛苦，急需手术。此时，护士神色坚定，握住焦虑的患者家属的手说："请不要着急，我马上通知医生为患者手术。"说完疾步离开，进行准备工作。

问题： 1. 护士在该过程中的非语言行为是否符合规范？

2. 该护士的做法还有哪些需要完善的地方？

一、非语言沟通的行为规范

（一）非语言沟通的原则

1. 通俗、准确　手势、姿态、目光等代表的感情有些是约定俗成的，也有些是特定情境下规定的，它们的使用有时空范围。在不同民族、不同国家、不同时代，同样一个体态动作有着不同的含义，因此，要根据内容表达的需要准确使用非语言，既要通俗，又要因时因地因人而异。

2. 协调、自然　非语言沟通应该与语言表达配合默契，语言表达与非语言的表现形式相一致，这样才能真实、自然，否则会给人一种虚假的感觉。

3. 适度、端庄　运用非语言方式进行沟通时，要做到适度、端庄、优雅，让大众能够接受，符合大众的心理，让人从中感受到美好。

4. 灵活、应变　在日常护理工作中，经常会出现一些意想不到的事情，如言语失态、结果超出预期，或是周围环境出现了意料之外的变化等，这时就可以采用非语言沟通的方式帮助自己暂时摆脱困境，如用手势语、姿态语来表示拒绝等。

（二）护士非语言沟通的基本要求

在护患沟通的过程中，护士要注意自己的非语言行为，遵循非语言沟通的基本要求：尊重患者、举止得体、敏捷稳重、因人而异、适宜适度、注重反馈。

1. 尊重患者　是护士运用非语言沟通最基本的要求，非语言行为能反映出护士对患者的真正态度。尊重患者，意味着护士应该把患者放在与自身平等的位置上，尊重患者的人格，保障患者的合法权益，不因任何疾病歧视患者，让患者能保持心理平衡的状态，维护患者的尊严。

2. 举止得体　护士的非语言行为会直接影响到患者对护士的信赖程度和对治疗的信心，对护患间能否建立良好的人际关系有一定的作用。护士在与患者沟通的过程中，姿态应落落大方，笑容自然，举止礼貌、热情，树立良好的形象，让患者感受到亲切、温暖。

3. 敏捷稳重　护士在履行治病救人的职责时，尤其是在抢救危重患者时，一定要做到敏捷果断、稳重有序，时间就是生命，切不可懒散、拖沓，延误抢救时间，否则就可能贻误治疗，甚至危及患者的生命。

4. 因人而异　护理对象千差万别，每个患者都有其特有的个性特点，因此，护士在对他们进行护理时，运用的非语言行为方式也应该因人而异、不尽相同。在护患沟通的过程中，护士要做到换位思考，学会站在患者的角度，选用有针对性的非语言形式去了解患者的真实感受，只有这样才能更准确地理解患者，合理、有效地进行护患沟通，最终达到满意的效果。

5. 适宜适度　护士在运用非语言沟通时，应该明白“过犹不及”的道理，谨记要适度使用非语言行为，如果非语言行为使用过多或过于夸张，就会喧宾夺主，这样不仅起不到加强沟通的作用，还会适得其反，影响沟通的效果。

6. 注重反馈　沟通是相互的，护士在运用非语言沟通时，要时刻关注患者的姿态、目光、表情、动作举止等非语言行为的细微变化，从这些信息中了解患者此时此刻的真实感受和想法，只有充分接收到了反馈信息，并做到正确领会和理解时，护患之间的沟通才是真正有效、有意义的。

考点 护士非语言沟通的基本要求

二、非语言沟通的禁忌

在临床护理工作中，护理人员应该避免对患者采用高傲的姿态、冷冰的态度、厌烦的情绪、轻蔑的表情等非语言表现形式。

（一）高傲的姿态

高傲的姿态实际上显示的是某种优越感，它往往是一个人对自己的学识、地位、容貌、收入等方面的过于自信甚至自负，从而表现出一种高人一等、目空一切、狂妄自大的样子。在护士眼里，所有患者都应该是平等的，不应考虑出身、文化水平、贫富等其他条件而区别对待，应该一视同仁、平等待人、平易近人，建立良好的护患关系。

（二）冰冷的态度

护士在面对患者或者患者家属的咨询时，应该耐心、热情地给予解答，如果护士在回答时爱答不理、左顾右盼，或者干脆充耳不闻、不理不睬、径直走开，用冰冷的态度对待患者及其家属，就会使对方感到尴尬、不受尊重，甚至激怒对方，引起护患纠纷。

（三）厌烦的情绪

在护理工作中，有些患者可能会一再地询问同一个问题，如果护士流露出厌烦的情绪，会让患者的内心产生失落感，不利于护理工作的进行。护士在面对这种情况时，应该考虑到患者对相关医学知识的理解和接受程度，采用能让患者容易明白的方式去进行解释和说明，尽量做到通俗易懂，不可用厌烦的情绪对待患者。

（四）轻蔑的表情

沟通中，轻蔑的表情是看不起、轻视他人的意思。在临床护理工作中，护士难免会遇到说错了话或做错了事的患者，这个时候，护士应该委婉地给予对方提示，不可流露出轻蔑的表情；对于有生理缺陷的患者，护士也应该以平常心对待，不可指指点点、轻视嘲笑患者。护士要通过自己的行为让患者感受到护理人员的诚恳，这样患者才会更加尊重护士，为护患之间建立良好人际关系打下坚实的基础。

自 测 题

一、名词解释

1. 非语言沟通　2. 人际距离

二、填空题

1. 服饰的 TPO 原则指的是________、________、________。

2. 人际距离的分类包括________、________、________、________。

3. 护士非语言沟通的基本要求包括________、________、________、________、________、________。

三、选择题

1. 下列哪种沟通形式不属于非语言沟通

A. 面部表情　B. 手势

C. 身体动作　D. 身体姿势

E. 健康宣教资料

2. 作为护士，以下哪种着装是不符合身份要求的

A. 着装应该顺应时代的潮流

B. 着装应该注意简洁、大方

C. 着装应该鲜艳亮丽，引起他人注意

D. 着装应该沉稳、庄重

E. 着装应该注意场合

3. 护士与患者交谈时应采用的距离是

A. 个人距离　B. 亲密距离

C. 社会距离　D. 公众距离

E. 社区距离

4. 初产妇正常阴道分娩第二产程时宫缩频繁，疼痛难忍，痛苦呻吟，此时护士最恰当的沟通方式是

A. 劝其忍耐　B. 默默陪伴

C. 抚摸腹部　D. 握紧产妇的手

E. 投以关切的目光

四、简答题

1. 在护理工作中触摸有哪些要求？

2. 什么是静态语言？动态语言包含哪些方面？

3. 非语言沟通在人际沟通中能起到哪些作用？

（王春亦）

第4章 沟通技巧

本章的重点内容是沟通技巧，主要有沟通的“五会”技巧及处理特殊关系的技巧。学习过程中，要注意联系日常沟通实践，掌握沟通技巧、讲究沟通艺术、提高沟通能力、改善沟通效果。

第1节 沟通的“五会”技巧

在日常沟通过程中，人们经常运用“眼、耳、口、手”等进行信息交流。善于使用多种途径能增强沟通效果，“会看、会听、会说、会读、会写”是沟通中的重要技巧。

一、会看——学会观察

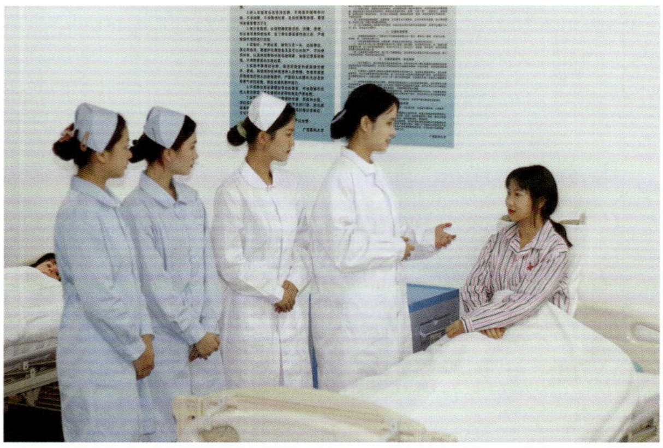

图4-1 会看

会看就是要学会观察。观察是一种有目的、有计划地对事物进行考察和理解的过程和方法，是比较持久的知觉过程，在这一过程中人们所表现出来的稳定的品质和能力就是通常所讲的观察力。简单地说观察力就是指一个人从事观察活动的能力，它是构成智力的主要成分之一，是智力发展的基础成分（图4-1）。

人的观察力虽然受先天生理、心理因素的影响与制约，但主要是在后天实践中形成和发展的，可以从以下几个方面培养和训练观察力。

1. 养成观察习惯　习惯成自然，观察力贵在培养，贵在养成长期观察的良好习惯，在生活实践中随时留心观察身边的事物。

2. 确立观察目的　对一个事物进行观察时，要明确观察什么，怎样观察，达到什么目的，做到有的放矢，这样才能把观察的注意力集中到事物的主要方面，以抓住其本质特征。目的性是观察力最显著的特点，有目的地观察才会对自己的观察提出要求，使观察具有一定深度和广度，并使观察力得到锻炼和提高。反之，如果东张西望，左顾右盼，观察力就得不到锻炼。

3. 学会观察方法　一个好的观察者应该具备观察事物的技巧和掌握科学的观察方法。从不同角度观察事物，会获得不同的信息和感受，因此观察事物必须掌握不同的方法，按照计划有步骤地进行，否则就无法获得完整、准确的信息。

二、会听——学会倾听

案例 4-1

护士小张看见休息室坐着一位老太太似乎很悲伤的样子。她走过去坐在老太太的身边，问她有什么需要帮助，老太太说她老伴得了癌症已扩散到全身……小张静静地注视着老太太，并轻轻地抚摸着她的手。两人默默地坐了几分钟。老太太感激地说："你去忙吧，我已经好多了。非常感谢你！"

问题：小张是如何让老太太的情绪平静下来的？

会听是学会倾听。倾听是一种态度，是一种修养，是一种艺术。要想提高沟通能力，首先要学会倾听。

倾听是指在交谈过程中，一方接收和感受对方发出的全部信息并对信息做出积极反应的过程。人们在听、说、读、写时，主要时间是用于倾听。善于倾听的人，能使对方产生一种被尊重、被信任、被接受和被理解的感受，能使对方尽情倾诉、解除烦恼，在感情上进一步沟通。同时，善于倾听的人能够从与他人的交谈中，把握他人说话的目的，从中得到有益的启迪。通过倾听，达到知己知彼、密切联系、建立友谊的效果。由此可见，一个善于沟通的人，必定是一个善于倾听的人（图 4-2）。

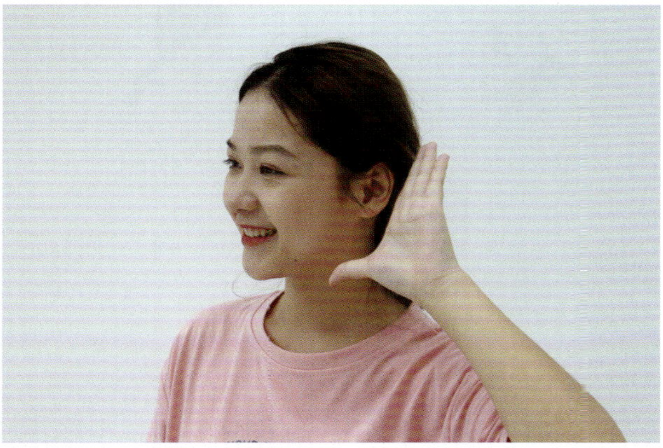

图 4-2 会听

理想的人际关系是建立在相互交流思想的基础上的。在直抒胸臆之前，先听听对方的话是很重要的。一个人越有涵养，在听别人讲话时就越认真。现实生活中，人们往往说得太多，听得太少。

一个有效的倾听者，要具备多方面的品质和能力，应该做到以下几个方面。

1. 做好准备　倾听前要做好充分准备，尽量排除外界干扰因素，创造安静、平和的倾听环境，使沟通双方处于身心放松的状态，以利于沟通信息的输出和接收。

2. 学会注意　始终保持良好的注意力。主要表现在：将视线集中在对方的眼睛、鼻子、嘴和脸等部位，注重与对话者眼神的交流，表现出很有兴趣的样子。这样既能有助于深入倾听，又能让对方感觉到重视和鼓励。倾听过程中，要随时调整精神状态，保持注意力的集中，避免走神。

3. 明确目的　倾听者在交谈前要明确倾听的目的，要在倾听中提炼和理解主要对话内容，更要积极地引导对话者进行畅谈，顺利推进对话过程。

4. 积极倾听　能给对方带来积极体验。为此，倾听者要态度专注投入，及时做出情感反应，关注对方的非语言信息，善于理解言外之意、话外之音。

5. 保持耐心　倾听者重要的是拥有耐心，要有意识地控制好自己的情绪，不要打断对方的谈话，不要随意发脾气，要学会换位思考、就事论事，控制情绪，以免引起不必要的冲突。此外，不应急于作出自己的论断，当心中一旦有了判断和想法时，就很难再倾听他人的意见和建议。

考点 有效倾听的要点

三、会说——学会说话

说话是一门艺术，更是一门学问。会说话的人，会沟通顺畅，受人欢迎；而不会说话的人，会形成沟通屏障，陷入尴尬境地。

会说就是学会说话，所谓“会说话”，是指说话者能够准确自如地表达出自己的思想情感，把道理讲得形象生动、简洁明了、条理清楚，使他人理解自己的意图。

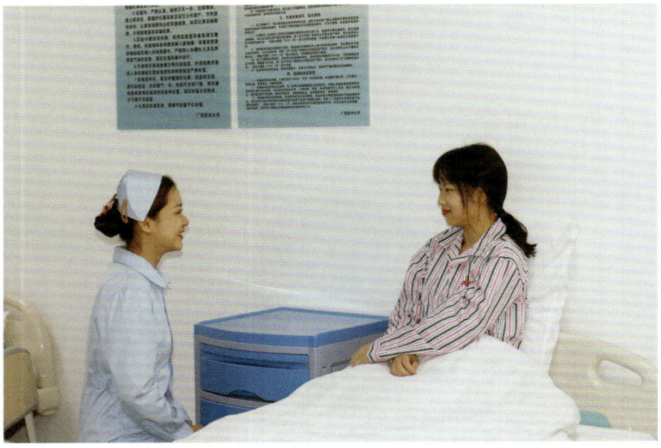
图 4-3 会说

在生活中，敢于说话又善于说话的人，常常受人欢迎，他能消除人与人之间的误会与隔阂，使许多素不相识的人互相了解。而不敢说话、不善说话的人常常陷入尴尬的境地，由于不能准确、完整地表达出自己的意图，让倾听者感到十分吃力，造成沟通不畅，影响工作，影响生活，同时也给自己带来许多烦恼。学会说话要做好以下三个方面（图 4-3）。

（一）敢于表达

提高说话水平有一条准则，就是少顾虑、多尝试。要会说话，首先要敢于表达。多练习说话，有助于练就口才。遇事时，可以对父母、老师、朋友倾诉。个人对话时，可以小声说，面向公众时，可以大声说。同一件事对不同的人可以有不同的表达方式。这种敢于表达的习惯，有利于提高驾驭谈吐和驾驭听众情绪的能力，从而有效克服说话时由于神情紧张而造成的口吃、讷讷于言的问题。

（二）先想后说

人们在说话时，通常先想后说。在说话之前，首先思考说话的意图与要点，思考什么时候说，在哪里说，对谁说，说什么，怎么说。“想”得好是“说”得好的前提。这种先想后说、想好再说的习惯，有助于克服讲话词不达意、话语混乱、语意矛盾等缺点，有效地提高说话的针对性、条理性。那种没有想好就贸然作答、脱口而出、随意发话的习惯是不可取的。为此，在重要场合说话，提前写说话提纲，把思路整理一下，理出说话的头绪，是十分必要的。

（三）善于提问

会说还包括会问，会问就是能够恰当地提出问题。提问是引导话题、展开交谈的一个好方法。提问有三种作用：一是通过提问收集信息和核实信息；二是将对方的思路引到交谈主题上；三是打破冷场，避免僵局。善于提问的步骤与要领如下。

1. 真诚友善，充满兴趣　在交谈中将身体稍向前倾，目光直视对方，并不时地显出轻微变化的表情。一面倾听，一面点头，对交谈的对象、话题等自始至终表示出浓厚的兴趣，积极交流，互通信息，促进交谈向纵深拓展。

2. 明确主题，把握顺序 把握交谈主题，理清思路。从时间、地点、人物、内容、原因等角度出发，引出丰富的信息，使谈话能深入地进行。

3. 转换话题，因势利导 若对方仅仅是因为羞怯而不爱谈话，应该主动寻找话题，比如问问他工作或学习的情况，等到气氛缓和了，再把话题引入正轨。如果面对提问，对方一时不能回答，或不愿回答，不要继续追问，要善于适时转换话题。

考点 学会说话的要点

四、会读——学会阅读

会读就是学会阅读，阅读是获取知识的重要手段，是激发学生学习兴趣、培养学生学习能力、提高学生理解能力和表达能力的重要途径（图 4-4）。

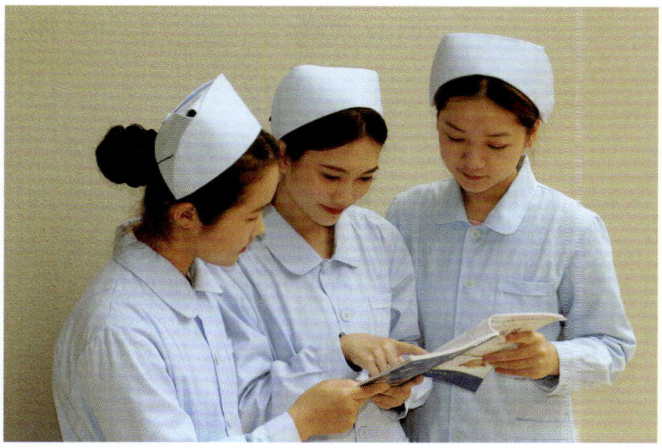

图 4-4 会读

有效的阅读要做到三到一坚持——眼到、手到、心到和坚持阅读习惯。①眼到，开始阅读时，把目光聚焦在书的内容上，速度平缓地浏览文字。②手到，养成做读书笔记的习惯，记录书中重点和自己喜欢的内容是阅读的重要环节。③心到，是对阅读内容的一种精神感悟方法，只有全身心投入到阅读当中，才会感同身受。读完一本书要用心体会书中的内容，记下自己的感受，不仅能加深记忆，也能使自己获得精神享受。④坚持阅读习惯，一个好习惯的养成需要 21 天，当将读书的习惯坚持下来并且持续不断地阅读好书，就一定会受益匪浅。

多阅读不但可以提高人们的阅读能力，也可以锻炼人们的思维能力，让人们的思维更敏捷。阅读有如下方法和技巧。

（一）提高阅读速度

提高阅读速度可以帮助人们多读书。可以先浏览一下全文，然后略读或研读，通过调节阅读速度来达到阅读的目的和适应所读材料，提高阅读速度从而体会到阅读的乐趣。

1. 浏览 拿到一本书，先看书名、作者，然后浏览内容简介、前言、目录，最后快速翻阅全书。通过浏览，可以初步了解阅读材料的大致内容和组织形式，筛选出自己想了解的信息，确定选用最佳阅读方式，高效地组织思考过程，完成阅读目标。

2. 泛读 在没有足够时间的情况下，可以快速阅读，并略去部分内容，来获取文章主旨和自己需要的内容。泛读能帮助人们在短时间内获得较多的信息。

3. 精读 当需要了解全文或难以理解的阅读材料时，应进行必要的精读。精读一定要细心，有时还需要停下来重读或思考、记忆、体会，以便能完全地理解阅读材料。

（二）提高理解能力

在提高阅读能力的方法中，提高理解能力比提高阅读速度更重要。能确定接收到作者所传达的信息，阅读才有价值。

提高理解能力的技巧如下。

1. 养成循序渐进的学习习惯，由易到难、由简到繁、由浅入深，不断地获取新的知识。

2. 回顾阅读中已标出的重点，检验自己是否抓住了阅读材料的中心思想。

3. 总结所读的内容，并用自己的话把它记在笔记本上。

（三）做笔记的技巧

“不动笔墨不看书”是前人读书的经验之谈，不管读的是什么，要掌握其主旨并铭记在心，一个重要的环节就是做笔记。

1. 批语笔记　为了帮助阅读，可以做些批语笔记。就是阅读时，在文章的空白处，随时写上一些自己的看法或体会。这样做的好处是便于以后阅读时提请注意，这是一种灵活、简便、易行的做读书笔记的好形式。

2. 提纲笔记　提纲笔记就是抓住重点，把文章的提要写出来，力求概括出基本内容，文字要简明扼要。提纲笔记对资料运用很有帮助。

3. 摘录笔记　摘录笔记可以摘录在本子上，也可摘录在卡片上，摘录时注意不要断章取义。

4. 心得笔记　心得笔记是一种很好的读书方法，就是把自己体会最深刻的部分写成心得，其形式多种多样，没有固定格式，能有效提高阅读理解能力和文字表达能力。

五、会写——学会写作

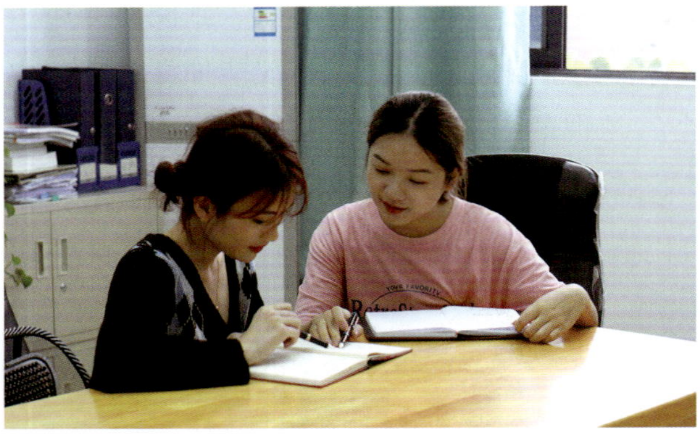

图 4-5　会写

会写就是学会写作，写作能力是人们日常生活重要的能力之一，这种能力不是与生俱来的，它和其他技巧一样，是需要后天培养的。写作能力要从以下方面进行培养（图 4-5）。

（一）多读书

多读书，可以开阔视野，锻炼思维，吸取和积累写作材料，提高语言运用能力，同时，阅读是掌握写作规律、学习写作方法的有效途径。要有广泛而丰富的知识作基础，不断提高自己的理论水平和业务能力，并掌握一定的写作方法和技巧，才能有效提高写作能力。因此，要养成读书的习惯，勤于阅读，博览群书，注重积累，不断提高写作能力。

（二）勤动脑

文章的每一个环节都是作者精心思考和策划的思维过程，是客观事物的反映。客观事物是复杂的，人们对客观事物的认识也要有个过程。只有勤于动脑，深入思考，反复加工，才能获得准确的第一手材料，正确地反映客观实际，表达自己的思想感情。

（三）勤动笔

掌握写作方法和技巧，最主要的途径是要靠实践。写作是一种能力，只有通过亲身实践、勤学苦练才能获得。提高写作能力，应从如何写好规范的汉字开始，到学习标点符号的使用，逐渐练习写读书笔记，最后到应用文书写等，由浅入深，循序渐进地进行练习。写多了，自然就会有所提高。

第 2 节　处理特殊关系的技巧

一、冲突的产生

（一）冲突的原因

冲突存在于人们的生活中，并将伴随人们一生。个体之间、群体之间、民族之间、国家之间，都会因为种种原因产生不同的意见和分歧，从而导致冲突的产生，具体的原因如下。

1. 目的的差异　任务不同，价值观念不同，造成了沟通上的冲突。农民希望在播种时有充足的雨水让秋天有好的收成；卖伞的商人希望天天下雨让自己的生意兴隆；建筑工人希望有好的天气让自己的工程尽量早日完工。目的和任务影响了人们对事物的看法。

2. 角度的差异　看问题的角度不同也容易产生冲突，导致信息交流受阻，“盲人摸象”就是最典型的例子。摸到大象耳朵的盲人说大象是扇子，摸到象腿的盲人说大象是柱子，摸到大象尾巴的盲人说大象是绳子……常言道，公说公有理、婆说婆有理，说的就是这种现象。

3. 经历的差异　生活经历不同、受教育程度不同，人们对问题的看法也不同，处理方法更不相同。一对双胞胎，可能相貌相似，但他们对事物的看法不尽相同。生活在不同环境、不同时代的人，更容易存在沟通的问题。

4. 代沟和性格的差异　年龄的差异和不同个体之间的性格差异也会引发冲突。

考点 冲突产生的原因

（二）冲突的作用

1. 积极的作用　冲突会提高组织成员的参与意识，激发组织成员的积极性、主动性、创造性和责任感。冲突能提高组织的革新意识，增强成员之间的团结意识，促进部门之间的沟通，防止关系僵化，使组织成员齐心协力，努力奋斗，达成目标。

2. 消极的作用　冲突会分散人们的注意力，使人们处于紧张、焦虑、愤怒的状态，甚至可能从表面的言语中伤发展到拳打械斗。冲突会破坏社会安定、扰乱社会秩序，使冲突双方造成损失。它对组织的发展起到消极、破坏作用。冲突双方心理压力增大、工作积极性差、工作效率降低，使已经建立的人际关系受到破坏，最终两败俱伤、得不偿失。

（三）冲突的过程

由于冲突的动态性和发展性，冲突的结果可能使沟通双方的关系发生改变。许多学者通过研究把冲突分为四个阶段：潜在对立阶段、认知和个性化阶段、行为阶段和结果阶段。

在冲突的潜在对立阶段，沟通双方因为种种原因发生分歧，在双方心里留下了可能发生冲突的阴影。双方潜在的对立进一步发展，冲突进入了认知和个性化阶段。冲突双方从知觉发展到冲突，引起了争议、口角、拳斗等情绪性的反应，冲突就进入到行为阶段。冲突的行为阶段可导致的后果是冲突发展的结果阶段。结果可能是积极的，例如，通过沟通，圆满解决问题，互利互赢，寻求共同发展；结果也可能是消极的，可能会发展成语言上的争吵、行为上的打斗。冲突伤害了双方的感情，影响了人际关系，甚至会引起社会矛盾。

二、人际冲突的处理技巧

案例 4-2

课间张云因急事匆匆跑进教室，当时李强正将脚伸到过道跟同学聊天，张云一不小心被李强的脚绊倒了，李强的脚也被压痛了。还没等张云爬起来，李强就大声地吼道："你没长眼睛呀，怎么往我脚上踩呀？"

问题：如果你是张云，你会怎么回应？

人际冲突是指人们之间因为种种原因发生的相互争执、争斗现象。在实际生活中，每一个人都有自己的需求和目标，当沟通双方的需求或目标存在相互排斥时很容易产生冲突。解决冲突主要有以下方法。

1. 回避　在冲突发生时，采取退让或放弃的态度，避免与对方正面冲突。控制情绪让对方冷静下来再继续有效沟通。

2. 对抗　面对冲突时，采用针锋相对的处理方式，即在冲突中寻求自我利益的满足，而不考虑他人的影响。

3. 迁就　从大局出发，尽力保持双方的利益关系和维系已经建立的沟通关系而放弃自己的目标。迁就可以降低双方的对抗程度，寻求和谐的沟通关系。

4. 妥协　妥协是指双方在冲突中，适当地放弃个人利益，寻求双方达成共识的支撑点而做的退让。当双方不能满足全部需要时，就可采取妥协的方法解决冲突。

5. 协商　当今社会讲究实效，追求发展，避免两败俱伤。发生冲突时，如果沟通双方都愿意尽可能满足自己的目标和维持双方的关系，可以通过协商来解决。协商可以减少双方的负面情绪，在保持自己立场的同时，也能使冲突圆满解决。

总之，冲突存在于现实中，人们可根据冲突出现的具体情况、目标和人际关系的重要程度，选择适合的处理方式。

考点 人际冲突的处理技巧

自测题

一、名词解释

1. 倾听　2. 会说

二、填空题

1. 冲突的过程有________阶段、________阶段、________阶段、________阶段。

2. 冲突处理方式有______、________、________、________、________。

三、选择题

1. 在人际沟通过程中，大部分时间是在

A. 听　B. 说　C. 读　D. 写　E. 看

2. 抓住重点，把文章的提要写出来，力求概括出其基本内容，属于以下哪种形式的读书笔记

A. 批语笔记　B. 提纲笔记

C. 摘录笔记　　D. 心得笔记
E. 阅读笔记

3. 冲突双方都愿意尽可能满足自己的目标和维持双方的关系，可采取下列哪种方法解决冲突
A. 协商　　B. 回避　　C. 对抗
D. 迁就　　E. 妥协

四、简答题

1. 怎样学会做一个有效的倾听者？
2. 提高阅读理解能力有哪些技巧？

（冯　芮）

第 5 章
人际沟通在日常生活中的应用

人际沟通是一门为人处世的艺术。在日常生活中，具有较强人际沟通能力的人，往往左右逢源、办事通达、生活舒心、事业成功；反之，则左支右绌、办事不畅、生活郁闷、事业难成。由此，在生活中学会协调人际关系，掌握交谈、访晤、求职、面试、咨询等日常人际沟通的方法和技巧，对于营造高质量的美好生活是至关重要的。

第 1 节　交 谈 技 巧

一、面对面交谈

交谈是一门技术，也是一门艺术，它是人们口语沟通中最直接、最基本、最常用的方法，也是最便捷、最有效的一种交际活动。它在表达感情、交流思想方面更为具体、生动和形象，也便于接受和理解，往往直接影响和决定着交际目的的实现。因此，掌握交谈艺术越来越受到人们的高度重视。

在日常交谈中，有的人字正腔圆，慷慨陈词，引人注目；有的人谈吐隽永，妙语连珠，讨人喜欢；有的人实话实说，情真意切，令人感动；有的人花言巧语，油腔滑调，让人反感。不同的语调、语意和语态让沟通效果表现出相当大的差异。以理服人、以情动人的良好谈吐能使交谈始终在愉快的气氛中进行，双方容易产生共鸣，达成共识，收到良好的效果，取得交谈的成功。因此，在交谈中遵循人际交往的一般原则，掌握必要的谈话技巧是非常重要的。

（一）善于赞美

1. 赞美的概念　赞美是称赞、颂扬的意思，是发自内心对于美好事物的一种肯定，是用言语表达对人或事物的喜爱，是日常社交活动中人们经常使用的沟通语言。

2. 赞美的作用　每个人都希望别人赏识自己，都渴望得到别人的赞美。赞美不但能让被赞美者产生心理上的愉悦感，同时也能让赞美者赢得别人的好感。孩子得到父母的称赞会快乐无比、更爱父母；学生受到老师的表扬会奋发向上、喜爱老师；下级听到上级的夸奖会富有成就感、爱戴领导；等等。这说明了赞美不仅能够调节心理，激励人们更好地学习、工作和生活，而且对改善人际关系，加强与他人的友好合作，具有积极的推动作用。因此，掌握赞美人的基本要求，在日常生活中学会善于赞美人，对于建立良好的人际关系是十分重要的。

3. 赞美的原则

（1）诚恳热情。赞美人要发自内心、诚恳热情，不要漫不经心、表面敷衍。要对他人的学识、才干、成就、相貌、气质、风度等给予热忱的赞美。比如说："这篇文章写得很好，说出了当代学生的心声，很有新意。""这件衣服真好看，这种款式显得你的身材很美。""你的歌声很甜美，听你唱歌真是一种享受。"这些话语使对方可以感受到你的夸奖是真诚、自然的。

（2）明确具体。要达到最佳的赞美效果，必须要明确具体内容，才能够有的放矢。也就是说要善于抓住对方十分在意的点，掌握适当契机，运用热情动人的语言，具体地加以赞美。例如，一个学生以前不会乐器，后来经过参加学校乐团，他的音乐天赋被发掘了出来，如今成了令人瞩目的校园优秀萨克斯手，这是他最得意、最想得到赞美的地方。如果在这个"点"上对他大加赞赏，一定会使他得到心理上的满足，接下来，他会更愿意与你积极、热情地交谈。所以说，赞美一个人时，越具体、越明确，效果就越好。

（3）真实恰当。赞美要言之有物、实事求是、恰如其分，切勿不着边际、信口开河、夸大其词。对不同年龄、性格的人，使用的赞美词语应有所区别。例如，对年轻人，语气上可略带夸张；对德高望重者，语气上则应带有尊重；对思维敏捷的人，说话应直截了当；对有疑虑心理的人，则尽量把话说得恰到好处。例如，有位母亲赞美自己的孩子："你是一个好孩子，待人诚实，乐于助人，学习勤奋，自从有了你，妈妈每天都特别开心。"这样的表达具体而又有分寸，既起到了鼓励作用，又不会使孩子产生骄傲的情绪。如果这位母亲这样说："你太聪明了，什么都会，在身边的小朋友中，没有一个能比得上你的。"这样会使孩子变得沾沾自喜、骄傲自大。

4. 赞美的技巧　每个人都有优点，要学会发现、欣赏、赞美对方的长处。在社会交往中，善于发现对方的优点，适时地表达赞美，能赢得对方的好感，营造温馨和谐的沟通氛围。赞美要掌握以下技巧。

（1）主动关注。主动与对方打招呼。一个欣赏的目光、一个赞许的手势、一个友好的微笑都是一种赞美，让对方从中读到"我眼中有你"。记住对方重要的事件，指出对方细微的变化，特别的时候给对方一个惊喜，都能让对方感受到"我很在乎你""你在我心目中很重要"，这无疑会让人如沐春风，收到良好的沟通效果。

（2）及时赞美。赞美一定要及时。见面先赞美一下对方新换的发型、新买的衣服等，及时表达对对方的关注与欣赏；知道对方重视或得意的事情时，尽量给予对方及时的赞美。

（3）间接赞美。主要有两种方式。一种是引用他人的话，转达对对方的赞美。例如，"小李你真能干，难怪你的班主任总在办公室夸奖你！"这种赞美自然有力、一箭双雕，会同时赢得小李和班主任的好感。另一种是赞美的话不直接与对方说，而是通过第三方来表达。例如，经理对小刘说"小张刚才跟我说，你人品好、业务强，很值得信赖！"这种赞美比当面赞美更具可信度，会让被赞方深切地感受到这是由衷之言，从而使赞美方更容易赢得被赞方的信任与好感。

考点 赞美的原则和技巧

（二）善找话题

与人初次交谈，以合适的话题开头有利于进一步深入交谈。最好选择一个双方都感兴趣、易于沟通的话题，形成双方的共同语言。无聊的谈话内容会让双方感到乏味和反感，使交谈不畅。可通过以下方法寻找双方都感兴趣的话题。

1. 寻找对方的关注点　在选择谈话内容时，最好能根据对方的性别、职业、年龄、阅历、地位、性格和兴趣等寻找对方关注的话题。例如，与小伙子谈 NBA 篮球赛；与家长谈孩子的教育方法；与农民朋友谈科学种田问题。如果与教师论经商、和企业家谈教学，就很难激发他们的兴趣。在集体交谈中，也要特别注意大家的兴趣，根据多数人的兴趣点，努力寻求共同感兴趣的话题。

链接

善找话题

有一位老记者去采访一位科学家，到了科学家的家里，老记者看到他家的墙上挂着许多风景照，于是他便投其所好，谈起了摄影的构思、图像、色调等。这位爱好摄影的科学家，兴致勃勃地拿出了他自拍的相册和老记者津津乐道地谈论起来，谈话气氛非常融洽。正是由于有了这种气氛，后面的正式采访才进行得非常顺利。

2. 寻求共同的爱好　共同的爱好能促使交际双方相互接近。两个素不相识的人，可以因为都喜欢打羽毛球而走到一起，以球会友，最后成为挚友。

3. 寻求共同的经历　共同的经历，往往可以使人产生共同的回忆，形成相同的思想感受。

4. 寻求共同的目标　共同的目标可使不同区域、不同经历和不同爱好的人走到一起。

考点　寻找共同感兴趣话题的方法

（三）机智灵活

1. 机智应变　机智是指脑筋灵活，能够随机应变，在适当的时机说适当的话。必要时用一些含蓄有趣的话语，调节一下气氛，或改变尴尬的局面，使自己或大家能体面地从困境中解脱出来，既维护了尊严，又赢得了大家的喜欢。例如，在一次宴会上，服务员不慎将啤酒洒在一位宾客的秃头上。服务员吓得手足无措，全场人目瞪口呆。这位宾客却微笑地说：“朋友，你以为这种治疗方法会有效吗？”这位宾客借助幽默的语言展示了自己的大度，又消除了尴尬。

2. 快速应答　反应敏捷是快速应答的基础。要快速应答，必须有机敏的思维，才能变被动为主动。甲方代表到乙方所在地去谈判，在谈判前说：“贵地的气温比较低。”谈判的时候是夏天，甲方代表怎么会这样认为呢？乙方马上意识到对方是指他们礼仪不周，缺少热情。于是，乙方快速做出巧妙的应答：“先生，我替您倒杯开水，这热水就好比我方的诚意，热着呢！”这样的应答，热情、友好、风趣，既机智地化解了甲方的不满，又能促进大家愉快地坐在谈判桌前进行沟通，商讨有关事宜。

3. 巧妙转题　在社会这个大舞台上，每个人一生会扮演多种角色。由于角色身份的转换，个人情绪、语言乃至动作都会随之发生变化。甲乙两位老朋友，久别重逢，互诉衷肠。甲事业有成，讲到自己工作顺利时，不由得声情并茂，手舞足蹈。但乙事业平淡，不想多谈，只应付了一句，赶紧转移话题。乙说：“老朋友，您这事业发展得真不错，孩子也上大学了吧？”关于孩子的问题甲更是迫不及待地想与乙分享，因甲有一对双胞胎女儿，已双双考入大学，成了全家的骄傲，所以一提到孩子们，他便滔滔不绝地讲起来，喜悦之情溢于言表。

（四）学会幽默

幽默是有趣或可笑而意味深长的意思。它是人们对事物矛盾机敏的反应，是智慧的闪现，是充满自信的表现，它在引人发笑的同时，还具有促人思考的功效。幽默风趣的语言具有高雅性、启发性和教育性。使言谈具有幽默感的主要方法如下。

1. 一语双关　这是利用一个词的语音和语义同时关联两种不同的意义并进行曲解的方法。例如，一天，在拥挤喧闹的百货商场，由于购买者争先恐后，秩序混乱，一位女士愤然对营业员说："不打算从你们这儿买了，这儿乱糟糟的，我看你们压根就没有礼貌！"营业员沉默了一会儿说："您想要买什么款式的礼帽，我马上给您找！"那位女士愣了一下，笑了。营业员利用"礼帽"与"礼貌"的谐音双关，避开女士所指的缺乏礼貌的含义，而把人们的思维引向"礼帽"这件物品。这位营业员风趣幽默，将不满情绪化解为会意的微笑，避免了与顾客的争吵。

2. 巧用夸张　语言交际中夸大、言过其实的表达，叫夸张。它是某种主观情意表达的需要，同撒谎有本质的区别。风趣的夸张，也是一种幽默。

3. 利用矛盾　即针对对方不合乎情理的说法，不直接反驳，而是以其人之道还治其人之身，按照对方的思维逻辑回击对方，使其意识到自己的问题。

4. 引申归谬　即先假定对方的观点正确，然后按对方推理方式得出对方观点荒唐可笑的结论，这也叫设真推假。

5. 借题发挥　巧妙地借助别人讲的某一话题，进一步发挥，以表达自己要说的话。例如，一位饭店服务员对一位走到门口的先生说："请到我们饭店看看，饭菜丰富，味道一流。"恰好这位先生是该饭店的常客，便说："你们店里的米饭真不错，花样繁多。"服务员忙纠正道："米饭就一种。"这位先生接着说："何止一种，有生的，有熟的，有半生不熟的。"这种幽默诙谐的语言，既表达了顾客的不满，也不伤和气地提醒这家饭店注意改善饭菜质量。

总之，幽默的表达方法是多种多样的，举不胜举。在实际运用中必须把握好分寸，才能收到良好的效果。一般来说，幽默应注意以下几点。①要含蓄，开始不能直奔主题、过早暴露意图。②要有针对性，不能牵强附会、生搬硬套。③语速宜缓不宜急，用词恰当，不要重复。

考点　运用幽默言语的方法

二、电话交谈

电话交谈是人们日常生活中经常使用的语言沟通形式。许多人面谈时能注重口才，说得明白，让人听得清楚。但在电话交谈时却往往忽视了语言技巧的应用，认为电话里交谈，相互看不见，讲话可以很随便，这是错误的认知。其实，打电话也是展示口才的一个重要"窗口"，也能体现一个人的修养。由于受时空等多种因素的限制，电话交谈具有许多特点和注意事项。

（一）用语礼貌

电话交谈反映着一个人的涵养，它不仅关系到相互沟通的效果，甚至影响着事业的成败。一位资深医生讲过一段亲身经历，他每周六都要到专家门诊部值班，慕名而来的患者总是排着长长的队伍。一次他给一位患者看病，另一位患者却打来电话，问长问短，没完没了。他心里就有点不耐烦，想着门外求诊的患者还很多，就怒气冲冲地在电话里责备了对方，并说："你不要问那么多，你相信我就来，不相信就找别的大夫去看。"当他打完电话时，门外求诊的患者纷纷退号。事后有科室其他同事接诊他的患者，并转述了一位患者家属的话："一个连打电话都没耐心的医生，是不会耐着性子给病人看病的。"这位医生深有感悟地说："微笑和礼貌用语是一种涵养，是一种品格，也是一种力量，可以获得难得的机遇和成功。"

在一般情况下，无论给别人打电话，还是接听电话，首先应向对方问候并作自我介绍，如"您好，我是 ×××，请问您是哪一位？""您好，我是 ×××，请问您是哪个单位的？有什么事需要帮忙吗？""不好意思，劳驾您找一下 ×××，请他接电话行吗？""对不起，您找的 ××× 开会去了，我可以转告他吗？"这些礼貌用语会让接听者感觉到你是一个很有修养的人，他会很乐意为你效劳，不耽误你的事情。如果这样说："你是谁？""你是哪儿的，有什么事？""喂，我找 ×××"等，都是缺乏使用礼貌用语的表现，会使对方不愿意帮助你。

总之，在打电话交谈时，无论是熟人还是陌生人，无论给别人打电话还是接听电话，都应使用礼貌用语，以情感人，才会受益匪浅。

（二）精神集中

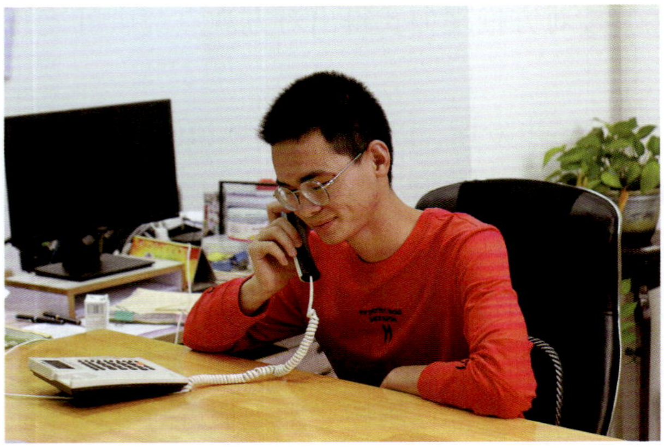

图 5-1　打电话

打电话时要精神集中，紧跟话题（图 5-1），不可心不在焉，答非所问，否则对方会认为你无心交谈，从而失去继续交谈的兴趣。假如你情绪不佳，或正在思考一个重要问题时，突然有人来电话，请你一定要在接听电话前控制好情绪，调整好心态，而不要把自己的情绪传递给对方。如果你无法调整好自己的情绪，应委婉地向对方解释清楚，或告知对方："我现在有点急事，改日再谈可以吗？"这样，尽快结束谈话，以免造成误会，也能得到对方的谅解。

（三）声情并茂

电话交谈，声音是传递信息的纽带，对方只能通过声音来理解话语、感受情感。经常打电话的人都能体会到：当你与他人通话时，往往能感觉到对方的喜怒哀乐、心情好坏。心情愉悦时，声音是欢快的；情绪不好时，语调则往往是低沉或生硬的。富有激情的语言才能感动人，才能与对方在思想上产生共鸣。故打电话声音要自然文雅，亲切和蔼，吐字清晰，富有情感，即做到声情并茂，这样能给对方带来听觉上的美感和享受，留下美好的印象，使交谈在愉悦轻松的氛围中进行。

（四）随声应答

在面对面交谈中，对方讲话时，人们可以安静地在一旁微笑、点头，表示赞成、理解。电话交谈就不同了，由于看不见对方表情，如果一声不吭，对方就会不安，或者以为掉线了。因此，必须不断地随声应答，让对方感觉到反应，才能使谈话继续下去。随声应答时，最常见的用语："嗯""是的""有的""行"等。例如，王老师想在双休日搬家，周末给好朋友刘师傅打电话，请他帮忙。"刘师傅您好""王老师您好，有事吗？""周六周日有空吗？""有的，有什么事？""想请您过来帮忙搬家，行不行？""行，没问题。"双方的对话，不仅相互沟通顺畅，而且显得简洁、友好。如果说刘师傅从接听电话开始就一声不吭，王老师心里便会忐忑不安，不知道刘师傅是否听清，也不清楚刘师傅是否愿意帮忙。

（五）把握时间

谁先打电话，谁就是这次电话交谈的主要行为者。打电话是有一定目的和原因的，这就要求打电话者讲话要语言简洁、层次分明、条理清晰，并且要注意控制好时间节奏。通话一般要遵守"三分钟原则"，做到长话短说，废话少说，没话不说。若内容太多，应先问问对方是否方便，如："你现在忙不忙？""要五分钟才能讲完，您介意吗？"若对方回答："对不起，刚好没时间。"应该另约时间或以最快的速度把要点告诉他，然后说："以后再详谈。"即便对方有时间与你交谈，也不要废话连篇，浪费别人的时间，同时要让对方多发表意见，增强互动，否则，对方会分散注意力或不耐烦，让沟通大打折扣。

（六）做好记录

对于一些重要的电话，通常需要记录好何时、何人、何地、何事、是否需要回复、回复时间、联系电话等。对于关键信息应向对方重复确认，以确保记录信息准确。

（七）结束通话

当通话结束时，一般遵循"长者先挂，上级先挂，女士先挂，主叫先挂"的原则。也就是同上级、长辈通话时，上级、长辈先挂机；男女通话时，女士先挂机；客人来电话时，客人先挂机；两人地位等同时，主叫先挂机。

考点　打电话应注意的事项

三、互联网沟通

互联网的出现从根本上改变了人们的生活方式，其中包括沟通方式。它让人际沟通变得更加方便、快捷，使交流范围扩大，渠道拓宽，模式多样，更加开放化。只有掌握互联网沟通的礼仪和技巧，才能使互联网沟通达到良好的效果。

（一）QQ、微信沟通的技巧

职场沟通一般常用QQ和微信。掌握QQ、微信沟通的技巧和方法，能极大地提高工作效率。

1. 注意时间　首先，避免占用别人休息时间，尽量选在白天工作时间发送信息；其次，如有比较复杂的事情需要沟通，选择对方有比较宽裕的时间时发送信息。

2. 及时回复　收到信息要及时回复，最好不要忘记回复信息。

3. 收藏重要信息　对于一些重要信息、文档、对话、图片等，可以及时收藏起来，以便日后查看。

4. 建群征求意见　在学习、生活、工作中，需要拉人入群，一定要事先与当事人进行沟通，告知对方建群的背景、原因、作用以及群成员等信息，征得同意后再邀其入群。

5. 群内避免插话　如有同事在工作群内讨论某些与自己无关的特定问题，不要随意插话，以免造成信息混乱，影响别人沟通。

6. 群内避免闲话　工作群是为办公方便建立的，在群内少谈或不谈与工作无关的话题，不发禁发信息，不发与工作无关的信息。

7. 避免频繁语音　群内应尽量避免过长、过频繁的语音对话。如有重要、复杂的事情，文字沟通不方便，应直接电话联系，尽量避免多条语音信息沟通。

（二）电子邮件沟通的技巧

电子邮件又称电子信函，即通常所说的 e-mail，在使用电子邮件时应遵循以下规范。

1. 主题准确　主题是收件人了解邮件的第一信息，应简洁明了。私人邮箱主题栏为“内容 + 时间”的形式；公务邮箱主题栏为“收件人姓名 + 内容 + 时间”的形式。

2. 内容完整

（1）邮件开头对收件人要恰当称呼，对方有职务，应按职务尊称对方，如“刘主任，您好！”如不清楚对方职务，应按通常称呼，如“刘先生，您好！”切忌称呼对方全名，有失礼貌。

（2）合理运用表格和图片等形式进行辅助阐述，往往会收到良好效果。

（3）一封邮件要尽量交代完整信息，尽量避免“补充”或“更正”之类的邮件。

3. 礼貌结尾　邮件结尾要有祝福语并签名。

4. 附件说明　若邮件带有附件，应在正文里面提示收件人查看。附件数目不宜过多，超过一定数目时，应打包压缩成一个文件。

5. 重视反馈　每日定期查阅邮件，收到电子邮件后，应在最短的时间内给予回应。还应定期重新审查所发送过的电子邮件，及时清理回复的内容。

（三）微博沟通的技巧

微博是微型博客的简称，用户可以通过 Web、WAP 及各种客户端组建个人社区，以 140 字左右的文字更新信息并实现即时分享。使用微博要注意以下两点。

1. 注意品行修养　发微博不能断章取义，转发时必须确保自己了解这件事情，评论时要了解原文，客观地发表自己的意见。

2. 礼貌言辞　发微博时要标明自己的身份，尊重他人，遵守“面对面”原则；不说脏话粗话；不分享有争议的政治和宗教信息；不使用免责声明；遵守国家法律，遵守社会公德；不发布、传播谣言等垃圾信息。

考点　互联网沟通基本技巧

第 2 节　登门访晤技巧

访晤是指拜访、会见，是一种常见的社交活动，它可以联络思想情感、交流工作经验和增进相互之间的友谊。

一、一般性技巧

日常交际的访问活动，既要讲究诚意，又要讲究艺术，这样才能取得访谈的最佳效果。

不同的场合，有不同的规矩和要求。

（一）到住所拜访的技巧

案例 5-1

小林应邀下午六点去朋友家赴宴，他想到一个下午都无事可做，于是下午三点左右便去朋友家了。

问题： 1. 小林比约定时间提前三小时到朋友家恰当吗？为什么？

2. 你认为小林何时到朋友家比较合适？

1. 事先有约，择时拜访　当决定去某人家中拜访时，要主动与对方取得联系，说明来意，征得同意，在他人方便的时候预定一个恰当的时间。不要做“不速之客”，如果贸然前去，不仅会让对方措手不及，或感到诸多不便，甚至产生厌烦情绪，而且也可能使自己的计划落空，或处于尴尬局面。到他人住所拜访，时间要选择得当，除特殊情况外，一般不要太早或太晚，最好在下午或晚饭后。尽量避开主人吃饭与休息的时间。

2. 准时赴约，把控时间　要准时赴约，这是基本的礼貌与修养。注意不能迟到，也不能过早到场。迟到会让主人久等，是不尊重他人的体现；过早则会打乱他人计划，干扰他人生活。如发生了特殊情况不能前往时，应提前通知对方，并表示歉意。同时，要把控好谈话时间，基本原则是宜短不宜长。尤其是主人家里有患者或者其他烦心事时，要及早结束谈话，主动告辞。

3. 敲门或按门铃　到主人家拜访，先要敲门或按门铃，待有回音或主人前来开门时，方可进入，不可冒昧推门闯进屋内，鲁莽行事。敲门时动作要轻，并有节奏停顿；按门铃要按一下后稍候片刻，不能连续不断地按。即便门是开着的也应先询问后再进入。假如开门的人你不认识，应先问：“××× 在家吗？”对方给予肯定并请你入内时，方可进门，如果走错了门，切莫忘了说声“对不起”“打扰了”等客气话以示歉意。

4. 选择小礼品　初次登门拜访做客，一般应考虑酌情带点小礼物。拜访前要对主人家的情况有所了解，如有无老人、小孩或患者。所带礼物要顾及他们的需要。如果是在重要的节日或特殊的日子约会，亦不妨带些有意义的小礼品，以表示心意和祝贺。如果是常来常往的人一般不需要带礼物。

5. 讲究仪容　走亲访友，穿扮整齐是人们习惯性的礼貌行为。例如，男士一定注意刮净胡须，把头发梳理整齐，穿上一身整齐干净的衣服。那种衣衫不整、蓬头垢面出现在交际场合的行为是有失体面的表现。

6. 注意常用礼节　见面伊始，一般是按照长幼有序的常规亲切称呼，握手问好，不太熟悉时可递上名片或先作自我介绍；待主人让座后再落座；与主人交谈时，姿势应端正自然，说话语气要诚恳温和，认真倾听对方陈述，不要随意插嘴和打断别人的讲话。在别人家做客还应注意以下几点。

（1）不要在屋里来回走动，做出到处窥探的动作。

（2）不要乱翻乱动主人家的东西。

（3）若带礼物，进门时要向主人讲明，并表示：“小小礼物，不成敬意”“一点心意，请笑纳”等。

（4）若主人留吃饭时，应酌情而定。

（5）选择恰当时机告辞，若主人站起送行，便不宜停步再交谈，尽快告别为好。别忘了向主人家其他成员招呼“再见”。

（二）到办公室拜访的技巧

1. 预约　拜访前要预约，并准时拜访。

2. 敲门　进入办公室前无论门是开与关都应先敲门，允许后方可进入。如果进门前办公室门是关着的，进去后应轻轻把门关上。

3. 问候　如果是初次见面，必须向对方问候，并作自我介绍，让对方明白来意。

4. 谢座　双方寒暄过后，对方让座，来访者应谢座，然后大方、稳重地坐定。

5. 时间　因为是办公时间，所以谈话需尽快切入主题，实话实说，实事实办，不说题外话。拜访时间不宜过长，一般应控制在 10 分钟左右，最好不要超过半小时。

6. 礼节　穿戴要整洁，不要随便翻看、乱动办公室物品，告辞要有礼貌。

考点 到住所和办公室拜访的技巧

二、接待技巧

在日常生活和工作中，经常要接待许多来访者，接待者要根据来访者的不同心态和性格特点，针对来访的意图，适当地给予解释、答复和处理。

1. 文明型　有一定文化知识和修养的人，在通常情况下，一般态度谦和，讲话心平气和，接待这种类型的来访者，要注意礼节，交谈时要准确用词，答复时要注意掌握分寸。

2. 冲动型　性格是急脾气的人，喜怒哀乐均溢于言表，多感情用事，不讲究方式方法，言语可能激烈、武断、极端，有时甚至挥拳跺脚，大发雷霆。面对这类人，应以柔克刚，先让座，倒杯水，让对方冷静下来，然后再进行交谈。一定要尽量避免矛盾激化和冲动，更不能拒之门外，不理不睬。

3. 纠缠型　纠缠性格的人会使接待者感到非常棘手。对待这种类型的来访者，应随和一些，根据具体情况，明确态度，前后要保持一致，不要让对方找到无理纠缠的理由。当对方看到你礼貌随和、不亢不卑、主意已定时，也就不再纠缠不休了。

第 3 节　应聘求职技巧

每个人一生都有可能从事多种不同的职业，特别是在激烈竞争的市场经济条件下，人才流动更加频繁，因此，求职技巧显得尤为重要。如果能抓住机遇，找到理想的工作，这是人生道路上重要的一步。因此，必须凭借过硬的专业技能和良好的品质修养，去努力谋求理想的工作岗位。

一、撰写求职信

在选择职业时，递交一份求职信是必不可少的。它是向用人单位推荐自己并表达求职愿望与要求的重要资料。

1. 求职信的内容　说明自己为何而来，表明自己希望从事何种工作及求职信心和态度。按照招聘条件，重点突出自己的专业知识、技能、特长和实践经历等，准备一份得体的个人简历，作为用人单位面试的敲门砖。

须特别注意的是重点说明自己与岗位工作要求相符的知识、经验、专业技能、特长、能力等，以增强自己的竞争力，同时，由于求职信的篇幅有限，须另附材料作为附件随求职信一起交给招聘方。附件的内容主要包括毕业证、专业技能等证书复印件，竞赛获奖证书复印件，发表文章的复印件，推荐信，等。

求职信范例

×× 单位领导：

您好！

本人从贵医院的网站看到招聘启事，得知贵医院正在招聘医务人员。我叫 ×××，男，20 岁，现在就读于 ×× 卫生学校护理专业（三年制中专）。在校期间，本人学习刻苦，在完成本专业课程学习的基础上，还参加了全国高等教育自学考试，现已获得专科文凭。业余时间，我爱好文体活动，喜欢演讲，曾多次在校、市级比赛中获奖。我将于今年 6 月毕业，现向贵单位推荐自己，想利用自己所学的专业知识为医疗卫生事业尽一份力，请求贵单位能够给予面试的机会。

我愿意从事护士工作，并接受贵单位的考核，期盼早日得到回音。

通信地址：×× 卫生学校护理专业 ×× 班

邮政编码：××××××

此致

敬礼

求职人：×××

×××× 年 ×× 月 ×× 日

附：1. 个人简历一份

2. 学校介绍信

3. 获奖证书复印件

2. 求职信的注意事项

（1）注意开场白一定要有吸引力。要开门见山地表明自己的立场，让用人单位印象深刻。

（2）想好需要阐述的要点，有条理、清晰地表达出来。尽量做到层次分明，条理清楚，逻辑性强，简洁明快，通俗易懂，切忌东拉西扯，语无伦次，生涩难懂，夸夸其谈。一份好的求职信是需要不断打磨和反复修改的，一份好的求职信可以帮助争取到面试的机会。

考点 撰写求职信

二、撰写个人简历

撰写好求职信后，为充分迎接用人单位的面试还应准备一份好的个人简历。需要在简历中简要说明成长背景、优缺点、获奖成就和相关个人材料等。简历可以大致反映出专业水平、技能特点、能力高低等。

1. 简历的内容

（1）自传按时间顺序来写，包括接受教育程度、专长、成绩、奖励等。

（2）工作和学习经历是重点内容，要重点详细描述。

（3）成就清单包括考试成绩、论文发表情况和相关荣誉等。注意用列表形式，使人一目了然。

2. 简历的注意事项

（1）文字简洁，用词贴切。不要使用太华丽的辞藻，言简意赅、简洁明了即可。各单位人力资源招聘专员，每天要浏览大量的简历，从中筛选出适合本岗位的人才，他们需要在有限的时间，以最快的速度，发掘他们想要看到的简历内容，因此，语言简洁、用词准确、简单明了的简历就显得尤为重要。

（2）重点突出，条理清楚。个人简历一定要重点突出，表达清楚。求职者最想要招聘专员看到的内容，应放在突出位置、条理清楚，足够引起招聘专员的注意，使其快速获取重要信息。

（3）文字整齐，书面整洁。个人简历可以先入为主，给招聘专员留下美好的第一印象。因此，尽量要做到字迹美观，书面干净，不留污垢。让对方一看便知道你是一个干净、利落的人。

链接

求职信与简历

求职信主要是用来表达个人的愿望与要求，而简历则是用来简要而有重点地说明自己的情况，让对方能够了解自己，进一步用来“自我推销”。

三、参加面试技巧

面试是用人单位当面考察求职者知识储备、个人修养、职业能力、言谈举止的重要方式，是决定录用与否的关键。目前的就业政策，既给用人单位挑选人才创造条件和途径，又给求职个人提供竞争的机会，参加面试是学生就业的必经之路。

（一）面试的准备

1. 思想准备　面试前，求职者应对面试可能提出的问题事先有所准备，以便做到心中有数、对答如流。通常面试时可能会涉及以下几方面的问题：学习经历、工作经历、工作期望、职业能力、学术背景、职业目标、优缺点、对本公司或本行业的了解程度等。

2. 形象设计　面试者的形象给面试官留下印象的好坏，常常关系到求职的成功与否。做好形象设计是树立自己良好形象的前提。因此，求职者在面试前应进行自我形象设计，以便在面试时更好地展示出自己的风采（图 5-2）。

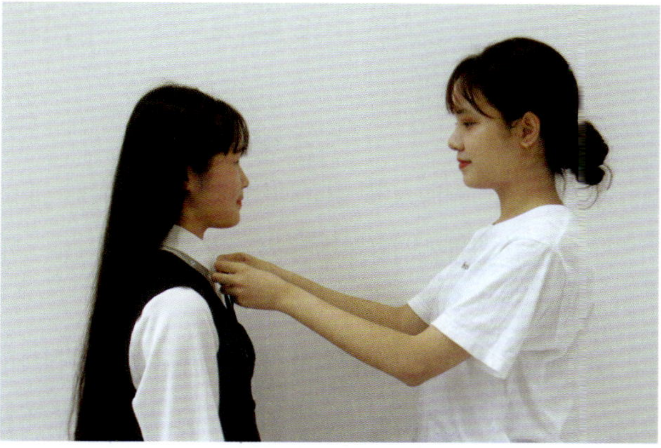

图 5-2　形象设计

（二）面试的沟通技巧

1. 服饰得体，讲究卫生　穿着打扮能够反映出个人的处世哲学和文化修养，在求职面试时还可以发挥一定的作用。面试的服饰要给人留下整洁、庄重、大方的感觉，穿着应偏于保守，切忌过分打扮、追求时髦、奇装异服。对女性来说，过分的浓妆艳服会产生负面影响，如口红颜色太艳，香水味刺鼻，过高的高跟鞋等，都是不合时宜的装扮。面试前要注重个人卫生，洗澡、剪指甲、理发、修面，把自己修饰得干净、整洁。

2. 遵守时间，宁早勿迟　参加面试时，要早到，避免迟到。迟到会给考官留下不好的印象，认为面试者不重视面试，缺乏诚意和礼貌。另外，迟到也会增加面试者的紧张情绪，从而影响面试效果。

3. 表情自然，动作得体　进门后，要自然地微笑，眼睛看向面试官。面试官示意落座时要致谢，落座后，身体应稍向前倾，认真地倾听面试官的问题，并及时回答。如提出的问题有一定的难度时，千万别慌张、不知所措，应沉稳地说："对不起，我刚才没听清，请您再说一遍"，这样可以争取更多的思考时间，以便应答。

4. 注意细节，树立形象　品德、能力、学识是当今社会用人的基本标准。一个人的道德品行由内至外展现出来，时刻注重细节、树立好自己的形象是求职的关键。如，在面试场所，面试官放了许多把椅子，故意在中间放了一把倒着的椅子，在众多的面试者中，有的绕过椅子，有的跨过椅子，只有一位面试者走过去轻轻地搬起椅子放到了门旁，最后面试官决定录用这位面试者。其他面试者有点迷惑不解，而面试官却认为，在业务水平相近的情况下，更愿意录用品德高尚、公共意识比较强的人。

5. 充满自信，表现自我　相信自己的能力与水平是充满自信的前提，以足够的勇气迎接挑战，是走向成功之路的基础。一个人要想在众多的求职者中获得面试官的青睐，就要充满信心，善于表现自己，这样才会让面试官看到自己的才能。如果不能在有限的时间，充分地向面试官展示自己，很可能失去很多机会。

在面试交谈中要善于介绍自己，解答质疑，归纳问题，总结陈词。这些不仅可以表现出学识和思维水平、认知和分析能力，而且可以展示出良好的应变能力和心理素质。自我表现并非"自我吹嘘"，靠的是真才实学、过硬的本领和随机应变的能力。

6. 以平常心，对待失败　失败是成功之母，胜败乃兵家常事。当遭遇失败时，可能会感到难堪、愤怒、郁闷等，应让情绪平静下来，用平常心去面对失败。有时结果还会有转机，正所谓"塞翁失马，焉知非福"。

考点　参加面试实践

第 4 节　咨询技巧与沟通礼仪

一、咨询技巧

咨询是为他人提供问题解答、排忧解难的服务。咨询公司一般为政府、社会团体、企业、个人等提供出谋划策的服务。咨询应掌握一定的技巧，才能收到满意的效果。

（一）发问的原则

1. 三因性原则　这个原则是指要因人因时因地而发问，即发问时要认准对象，看准时机，分清场合。要尊重他人的时间约束和心理环境，不要做不合时宜的事。例如，忙时不问啰唆事，喜时不问伤心事，怒时不问烦心事，等。

2. 可答性原则　发问的目的是要有回答。若问得过深过偏，使对方很难回答，就失去了问的意义。如问农民：“学土壤学对农业生产有什么好处？”农民可能回答：“有好处，但是好在哪儿我讲不出来。”这样的发问，对农民来讲，缺乏可答性。因此，发问要从答出发，有问必有答，才有效果。

3. 禁忌性原则　无论是同事见面还是朋友相聚，难免相互询问，注意询问禁忌，当问则问，不当问则不问。如询问不要涉及个人隐私、国家机密、机关单位的内部运作策略等。

4. 礼貌性原则　讲究礼貌是文明的象征，也是社会交际必须遵循的一个原则。如称呼有礼，会得到热情的欢迎；请教有礼，会得到精心的教诲；发问有礼，将得到诚实、圆满的回答。

（二）发问的方式

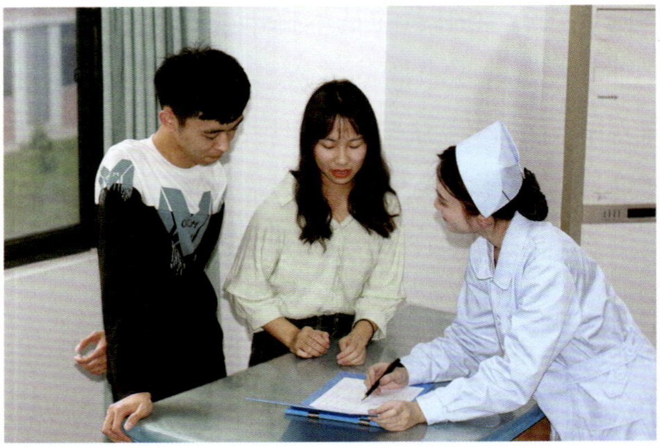

图 5-3　发问

发问不仅是收集信息和核实信息的手段，而且可以引导交谈围绕主题展开，提高单位时间内的效率。它大体分封闭式和开放式两种方式（图 5-3）。

1. 封闭式发问　封闭式发问是一种将对方的回答限制在特定的范围内的发问，回答问题的选择性较少，甚至有时只回答“是”“不是”“有”“没有”。例如，“您家里有人患高血压吗？”这种发问的优点是能让人直接坦率地做出回答，尤其对于医护人员来讲，能在短时间内获得所需信息。缺点是缺乏自主性，被问者得不到充分阐述自己想法和表达情感的机会，而发问者也难以得到发问范围以外的信息。

2. 开放式发问　开放式发问是一种不限制对方回答范围，引导对方打开思路，鼓励对方说出自己的观点、意见、想法和感觉的发问方式。在医疗工作中这种发问方式有利于患者开启心扉，发泄情绪，表达情感，可起到心理治疗的作用。例如，“您看起来不开心，能和我说说您的感觉吗？我会尽力帮助您的。”

（三）应答技巧

应答就是对提问的反应和对答，良好的应答是智慧与机智、知识与能力的综合反映，一般要求做到以下几点。

1. 现场反应敏捷　应答发生在一定场合，可一对一，也可一对众。应答的内容在现场及时地被对方理解和领会，是应答顺利进行的关键，也是反应敏捷的表现。

2. 把握话题核心　及时获取话题的核心思想，才能把握应答的主题。

3. 言辞清晰生动　是交际语言的基本特征和要求，是进行有效交流和沟通的前提。如果言辞含糊不清，会使沟通受阻，甚至让人误解。有这样一个故事：一位幼儿园老师给小朋友们上图画课，说："请把你们的'小图片'亮出来。"小朋友们一个个解开上衣，露出了他们的小肚皮，让人哭笑不得。原因是老师讲话吐字不清并带有口音，小朋友们把"小图片"误听为"小肚皮"，闹出了笑话。此外，提倡使用通俗、形象、生动的语言，如一个小孩问她母亲："妈妈，人有两只耳朵，两只眼睛，两只手，两条腿，为什么只有一个舌头呢？"母亲回答："两只手是多做事，两条腿是多走走，一个舌头是少说没有用的话。"这样，通俗易懂、生动形象地回答，使孩子能够迅速理解，又能起到教育孩子的作用。

二、沟通礼仪

（一）致意礼仪

1. 握手礼　握手是十分常用的动作，贯穿于人们交往、应酬的各个环节，人们在日常交往中，习惯以握手相互致意。

（1）握手的顺序。主人、长辈、上司、女士主动伸手，客人、晚辈、下级、男士再相迎握手。

（2）握手的方法。一定要用右手握手。握手的力度和时间要适中。握手时，年轻者对年长者、职务低者对职务高者都应稍稍欠身相握。有时为表示特别尊敬，可用双手迎握。男士握手时应脱帽，切忌戴手套握手。切忌交叉握手。手上有水或不干净时，可以谢绝握手，同时必须解释并致歉（图 5-4）。

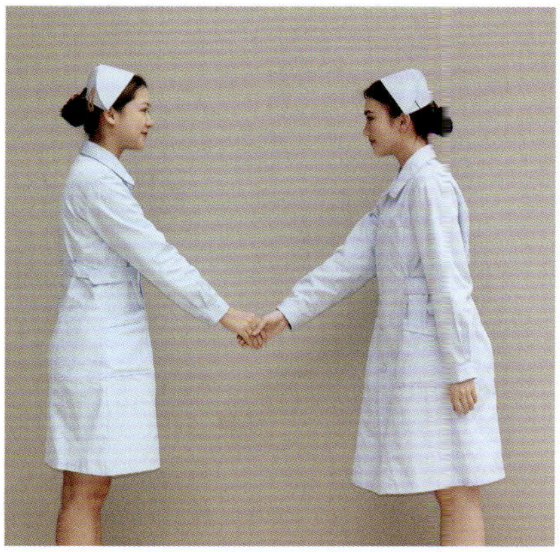

图 5-4　握手礼

2. 点头礼　点头礼适用于肃静的公共场所，如病房、图书馆、音乐厅、会场、剧院等，如在病区走廊上遇到相识的人或在同一场合已多次见面者，此时即可点头为礼。此外，对仅有一面之交者在社交场合相遇时，也可点头或微笑示意。

（二）介绍礼仪

介绍是人们在社会交往中相互结识的一种形式，是进一步交往的基础。在社交场合中，介绍有多种多样的方式，有正式介绍和非正式介绍；有自我介绍和他人介绍；有集体介绍和个别介绍；有重点介绍和一般介绍等。本书仅阐述自我介绍和他人介绍。

1. 自我介绍　在社交活动中，会接触许多陌生人，这时就需要主动介绍自己。具体内容应根据实际需要，先向对方点头致意，得到回应后再向对方报出自己的姓名、身份及有关情况，语调要热情大方，充满自信，眼睛要注视着对方。例如，"您好，我姓 ×，名 ××，在 ×× 单位工作，认识你很高兴。"

2. 他人介绍　又称第三者介绍，是经第三者为彼此不相识的双方引见、介绍的一种方式。他人介绍通常都是双向的，即将被介绍双方均作一番介绍。有时，也可进行单向的他人介绍，即只将被介绍者一方介绍给另一方，其前提是前者了解后者，而后者不了解前者。

考点　致意礼仪和介绍礼仪实践

自 测 题

一、名词解释

1. 赞美　2. 开放式发问

二、填空题

1. 赞美的技巧有________、________、________。

2. 运用幽默言语的方法有________、________、________、________、________。

三、选择题

1. 一般打电话的时间把握在

A. 15 分钟左右　B. 10 分钟左右

C. 5 分钟左右　D. 3 分钟左右

E. 1 分钟左右

2. 寻求共同感兴趣话题的方法有

A. 寻求共同的爱好　B. 寻求共同的经历

C. 寻求共同的目标　D. 寻找对方关注点

E. 以上均是

3. 到住所拜访最好是

A. 上午、晚饭后　B. 中午、晚饭后

C. 下午、晚饭后　D. 上午、下午

E. 中午、晚饭后

4. 男士、女士见面时相互握手，应该是

A. 女士先伸手　B. 男士主动去握

C. 双手同时伸手　D. 谁主动都可以

E. 握手无讲究

5. 到办公室拜访的最佳时间是

A. 随意　B. 半小时　C. 1 小时

D. 10 分钟　E. 20 分钟

四、简答题

1. 撰写求职信应该注意哪些问题？

2. 打电话应注意哪些事项？

3. QQ、微信沟通的技巧有哪些？

（莫丽平　刘　锐）

第6章

人际沟通在医疗护理工作中的应用

护理人际沟通是指护理人员在工作过程中与患者、患者家属、医生、护士及其他医务工作者等不同人群之间的沟通。护理工作中，良好的人际沟通有利于营造健康的服务氛围，不仅可以提高护理质量，促使患者早日康复，而且有助于护理人员自身素养的完善提高，有益于护理人员的身心健康。

第1节　医疗护理工作中的沟通关系

案例 6-1

患者，女，50岁。因发热5天，头痛，胸痛，伴剧烈咳嗽来院就诊，诊断为肺炎。入院后给予抗感染治疗。在一次静脉输液时，患者咳嗽得厉害，护士不耐烦地说："不能忍一忍吗？一直咳怎么扎？"第一次穿刺失败，护士未做任何解释，就准备第二次穿刺，这时患者大骂护士，与护士发生激烈言语冲突，引发患者头痛加剧。家属了解情况后非常生气，要求护士当面道歉，并要求医院领导对该护士予以处罚。

问题：如果你是该护士，你将如何与患者沟通？

一、护患关系

护患关系是指护理人员与患者之间在特定的环境及时间段内所形成的一种特殊的人际关系。在临床护理工作中，护理人员常常面对各种不同的、错综复杂的人际关系。其中，护患关系是护理人际关系的主体。良好的护患关系不但是护理人际关系的基础，而且是护理工作的重要组成部分，和医疗护理效果密切相关。因此，每位护理人员都应处理好护患关系（图6-1）。

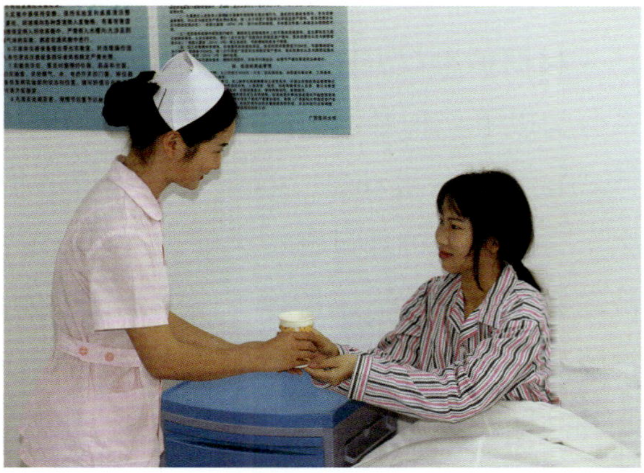

图6-1　护患关系

（一）护患关系的特点

护患关系作为一种人际关系，具有一般人际关系的普遍特点，但由于这种关系是以一定目的为基础且在特定环境下所形成的，还具有其自身特点。

1. 护患关系是帮助系统与被帮助系统的关系　在医疗护理活动中，医生、护士及医院其他工作人员，他们掌握专业知识和专业技能，为患者服务，是提供帮助者，称为帮助系统；

患者、家属及亲友同事，是需要得到医疗护理服务的人，是接受帮助者，称为被帮助系统。护患关系不是某一个护士与某一个患者之间的关系，而是两个系统之间的关系。因此，两个系统中任何个人态度、情绪等都会影响到护患关系，从而影响到护理质量。

2. 护患关系是一种专业性的互动关系　护理人员与患者之间的关系，是护患双方之间因特定原因建立起的相互作用、相互影响的专业性互动关系。由于护理人员与患者在知识、情感和阅历等方面存在差异，所以对健康与疾病的看法各不相同。在护理人员与患者的相互关系中，加强与患者沟通，引导患者改正不健康行为，鼓励患者参与护理活动，对增进患者健康、促进疾病康复十分有帮助。

3. 护患关系是一种治疗性的工作关系　护患关系是发生在医疗机构及与健康有关的场所，以患者健康为中心、以满足患者健康需求为目标的治疗性工作关系。护理人员作为专业的帮助者，必须具有高尚的道德情操、严谨的科学态度、精湛的专业技术、高度的责任心和良好的沟通技巧等。

4. 护患关系是一种平等而不对等的关系　护患关系中的平等表现在护理人员与患者在人格上是平等的。不对等表现在知识和信息的掌握方面，护理人员掌握专业知识和技能，对患者病情信息有全方位的了解，患者在此方面相对欠缺。护理人员是护患关系的主要责任者，护理人员应坚持以患者为中心的原则，努力为患者恢复健康尽心尽责。

5. 护患关系的实质是护理人员满足患者的需求　在护理工作中，护理人员运用所学专业知识和技能，以患者需求为中心，竭力满足患者需要，是护患关系区别于一般人际关系的显著特点。如头痛的患者需要解决疼痛的问题，发热的患者需要使体温恢复正常，这就需要护理人员通过实施各项护理措施解决患者的健康问题，以满足患者的需求，在此过程中还需特别关注和满足患者的情感需求。

（二）护患关系的模式

根据护患双方在建立和发展护患关系过程中所发挥的主动性等因素的不同，可将护患关系分为以下三种基本模式。

1. 主动—被动型　这是一种传统的护患关系模式，其特征是“护理人员决定患者做什么”，在整个护理过程中，护理人员处于主导地位，护理人员决定为患者做什么，患者处于被动地位。目前临床护理工作中，这种模式主要适用于昏迷、休克、全麻、有严重创伤及精神障碍等不能表达自己主观意志的患者。对于这些患者，需要护理人员具有超强的爱心、耐心和高度的责任心，否则，可能会产生严重后果，导致差错和事故的发生。

链接

“慎独”精神

“慎独”在《辞海》（第七版）的解释为：“在独处时也能谨慎不苟。”一个人在无人监督时，有做各种坏事的可能，而不做坏事就是“慎独”。在生活中，表现为独自一个人时能够自觉遵守公共道德，绝不做有损于他人及社会的事。在工作上，则表现为具有良好的职业道德，也就是职业良心。作为护理人员更要时时刻刻做到慎独。

2. 指导—合作型　这是目前护患关系的主要模式，其特征是“护理人员告诉患者做什么和怎么做”。在整个护理过程中，护患双方都具有主动性，护理人员决定护理方案和措施，并做相应的指导，患者尊重护理人员的决定，并主动配合，如患者向护理人员提供自己的疾病信息、反馈治疗效果和配合各种护理措施的落实等，同时也可以对自己的护理及治疗提出意见和建议。这种模式适用于一般清醒患者，需要护理人员具有高度的责任心和良好的沟通能力，这样患者就能够在护理人员的指导下早日康复（图 6-2）。

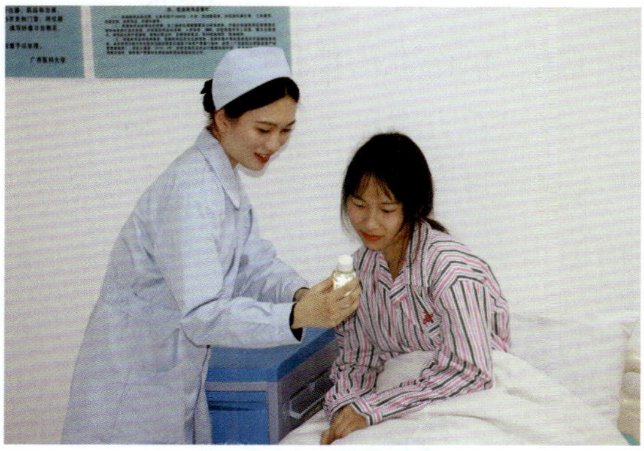

图 6-2　指导用药

3. 共同参与型　这是一种以平等合作为基础的护患关系模式，其特征是“护理人员帮助患者自我护理”。在整个护理过程中，护理人员与患者之间以平等合作为基础，共同参与护理措施的制订和实施。患者不仅积极配合，及时向护理人员反馈自己的病情，还主动参与医疗护理讨论，讨论某些护理措施的取舍，并能独立完成一些护理措施，体现了护患双方的双向作用。

这是一种比较理想的护患关系模式，虽然强调患者参与治疗护理工作，但不是让患者替代护理人员的工作，也不是把本应该由护士完成的工作交给患者做，其目的是发挥患者的主观能动性，树立患者的信心，使其逐渐恢复独立生活的状态。这种模式多适用于慢性病恢复期并具有一定文化水平的患者。

考点　护患关系的模式

（三）护患关系的影响因素

在医疗护理实践中，由于护理人员与患者接触最频繁、关系最密切，所以护患之间也最容易发生冲突，从而影响护患关系的健康发展。作为护理人员，必须了解影响护患关系的因素，这样才能在工作中防微杜渐，尽可能避免冲突的发生。影响护患关系的因素是多方面的，常见因素有以下五个方面。

1. 信任危机　信任是护患关系的重要内容，也是取得患者配合的先决条件，更是护患沟通的前提。从与患者的接触开始，护理人员的仪表、态度、言行、举止及所具备的专业知识和技能等都是赢得患者信任的重要保证。在工作中，如果护士不尊重患者、态度冷漠、不会沟通、工作敷衍或出现技术上的偏差、失误，都会失去患者的信任。部分患者在来院看病前，已经对医院和医护人员存在偏见，对医疗服务质量和医院收费等产生怀疑，这些都不利于护患关系的建立和健康发展。

2. 角色模糊　角色模糊是指个体对于自己扮演的角色认识不清或缺乏真正的理解时所呈现出的状态。护理人员和患者都应该对自己所承担的角色有一个清楚的认知，才能使自己的言行符合对方的期望。一方面，作为受过专业教育的护理人员，要充分认识自己的多重角色功能。护理人员的角色，若还是停留在单纯被动地执行医嘱和完成护理操作上，不重视人文关怀，不能应用护理程序为患者实施系统的整体护理，就不符合患者对护士的角色期待。另一方面，病痛会使患者的行为模式发生改变，如高度地以自我为中心，要求别人照顾自己，依赖性增强。患者不清楚自己的权利和义务，不知道自己该做什么、不该做什么、如何配合治疗等。

3. 责任不明　责任不明与角色模糊密切相关，主要表现在两个方面：一是对于患者的健康问题，该由谁承担责任，双方意见有分歧；二是对于改变患者的健康状况，该由谁承担责任，护患双方意见不一致。例如，一位胸部手术后的患者，为了防止术后发生肺部感染，护理人员指导并要求家属协助患者做有效咳嗽，但患者因伤口疼痛不愿配合，只想单纯靠治疗解决问题，导致术后康复没有达到预期效果，还认为是医护人员的责任。

现代社会，许多疾病的产生，与人们的不良行为习惯有直接关系。如果患者不了解不良的心理状态、生活习惯等可能导致体质下降和疾病的发生，不清楚自己应该对自己的健康负什么责任，就会把疾病康复和治疗护理的责任全部归咎于医护人员，从而忽视自己应承担的责任。但有的护理人员受传统医学模式的影响，认为患者因个人不良行为习惯或社会心理因素而导致的健康问题，应该由患者自己负责，医护人员是可以不负责任的。事实上，患者的不良行为习惯可以通过医护人员的有效指导而得以纠正；患者的许多心理问题，也可以通过医护人员的有效沟通而得以解决。

4. 权益影响　每一个社会角色既要承担相应的责任又享有相应的权益。患者享有医疗权、知情同意权、保密权和隐私权等。其中，寻求医护人员的帮助，获得安全优质的健康服务是患者的基本权益。

5. 理解分歧　由于护患双方的年龄、职业、学历和阅历不同，在交往过程中容易产生理解分歧。俗话说，病来如山倒，病去如抽丝。大多数患者不仅缺乏医学知识而且对医护人员期望较高，希望用最好的药在最短的时间内将病情控制住。但疾病的发展与转归是需要过程的，有些病情瞬息万变，是医护人员都无法预料的。一旦患者对治疗的进度或效果不满意，就会把情绪发泄到医护人员身上。面对这种情况，如果医护人员不能理解患者的心理，不耐心解释、表现出不耐烦情绪，就会造成误解，影响护患关系的健康发展。

考点 影响护患关系的主要因素

（四）促进良好护患沟通的方法

1. 与患者建立充分的信任关系　信任的建立是良好护患关系的前提，在护理工作过程中，护理人员应注意通过自己的仪表、态度、言行、举止来表达对患者的关心和重视，并通过自己扎实的专业知识和娴熟的护理技能，增加患者的信任感，从而发展良好的护患关系。

2. 全面认识护士的多角色功能　在整体护理中，护士的角色功能是多方面的。第一，护士是为患者提供帮助的人，是患者的照顾者和安慰者；第二，在对患者的健康进行护理诊断和处理时，护士是计划者和决策者；第三，在实施护理干预时，护士是健康的促进者；第四，在病区和一定范围内，护士是管理者和协调者；第五，护士是患者权益的代言人和维护者；第六，在进行健康教育和健康咨询方面，护士是顾问和教育者；第七，在收集信息、传递资料以及进行心理护理时护士是沟通者；第八，在护理领域中，护士是研究者。因此，护士首先要对自己的角色功能有一个全面而充分的认识，很好地履行角色义务，行使角色权力，使自己的言行符合患者对护士的角色期待，这样才能避免护患矛盾冲突。

3. 有效指导患者履行角色义务　要帮助患者履行其角色义务，首先要帮助患者认识其角色特征。患者是因为健康问题来医院寻求医护人员的帮助的，因此，患者作为护理对象，既是被帮助者，也是解决自身健康问题的参与者。但如何参与、如何配合，这需要护理人员通过与患者的有效沟通给予指导。

4. 维护患者的合法权益　获得安全而优质的护理服务是患者的正当权益。患者因身患疾病又缺乏医学护理知识，多数情况下，患者的权益需要靠医护人员来维护。

5. 规范护理用语，避免理解分歧　护理人员在进行护患沟通时，要用词准确、通俗易懂，尽量不用专业术语。对不同文化水平的人采取不同的表达方式，避免理解分歧。

二、护理人员与患者家属的关系

案例 6-2

患儿，煜煜，因急性白血病住院，第二天上午，患儿叔叔从外地赶来探望。他是一个典型急脾气的人，急躁、易怒、控制力差，现在急切想要见到患儿。但是患儿处于急性发病期，又是上午治疗时间，按规定是不允许探视的。患儿叔叔认为自己好不容易大老远赶来，再说，侄儿平时最喜欢跟自己玩，说不定见到自己病就好了一半呢，执意要进去探视。

问题： 1. 患者家属的要求合理吗？

2. 遇到这种情况，护士应如何处理？

在通常情况下，护理工作都需要患者家属配合完成。特别是一些特殊患者，如婴幼儿、重症昏迷患者、高龄患者、精神病患者等，他们不能与护理人员进行沟通交流、表达主观意愿。此时，护理人员与患者家属保持积极有效的沟通显得尤为重要。通过与家属的沟通，护理人员还可以得到更多有关患者的信息，更有利于护理计划的制订和实施。

（一）患者家属的角色特征

疾病的突然降临，必然给患者家庭造成影响。为了照顾和支持患者，家庭成员原来所承担的角色功能不得不重新调整。作为患者家属，其角色特征主要有以下几方面。

1. 患者原有家庭角色功能的替代者　患者患病前，在家庭中的角色是相对固定的，其角色功能也相对固定。患病后，其角色功能必须由家庭其他成员替代或分担。因此，家庭成员的角色功能迅速调整，家属妥善分担患者原有角色功能，对于消除患者的心理压力、使其安心治病是至关重要的（图 6-3）。

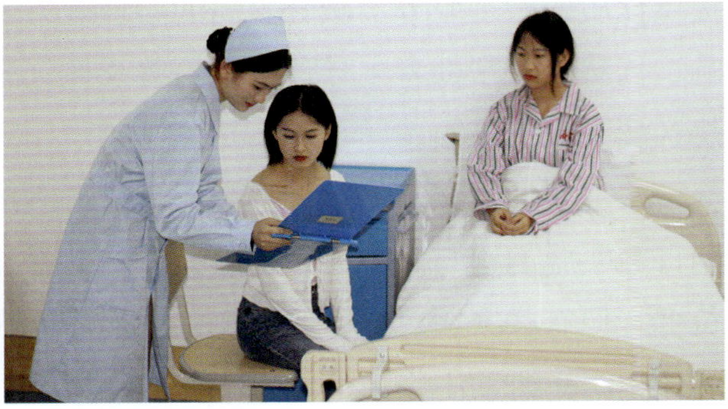

图 6-3　护理人员与患者家属沟通

2. 患者病痛的共同承受者　疾病不仅给患者带来痛苦，而且也会给患者家属带来一系列痛苦的心理反应，尤其是那些危重症患者的家属。一般情况下，对于心理承受能力较差的危重患者，护理人员常常将患者的病情和预后告诉患者家属而不是直接告诉患者。此时，患者家属往往最先承受精神上的打击，出现难以抑制的悲伤。

3. 患者心理的支持者　生病后，患者容易出现焦虑、恐惧和抑郁等心理问题，需要有人排解和安慰，患者家属是担当这一角色的最合适人选。家属的关爱，对患者是一种极大的安慰。许多患者的心理症结，只有家属才能解开，护理人员和其他人是无法做到的。因此，家属是患者心理的主要支持者，家属的心理支持，对于患者的康复是非常重要的。

4. 患者生活的照顾者　患者由于受疾病的折磨，生活自理能力会受到不同程度的影响，住院期间和出院后一段时间内，生活上都需要有人照顾，一般情况下，患者家属会义不容辞地承担起照顾的责任。尽管有的家属因忙于工作，不能时刻为患者提供生活照顾，但比其他照顾者，如保姆或护工更了解患者的生活习惯，能够为其他照顾者提供指导，使患者得到更为周到的照顾。并且，患者与家属之间的亲情关系使患者从心理上更易于接受家属提供的生活照顾，能避免因受其他人员照顾而产生的不安或内疚感。

5. 患者护理计划制订与实施的参与者　整体护理需要患者的积极配合与参与，但如果病情严重，或者是婴幼儿、精神障碍患者，其参与能力受限时，就需要患者家属的积极参与。家属是患者病情的知情者，特别是那些缺乏自我表达能力的患者，没有患者家属提供病情资料，护理人员很难做出正确的护理诊断。患者护理计划的制订、护理措施的落实都需要家属的帮助，特别是生活护理。因此，护理人员应把家属看作帮助患者恢复健康的助手和支持者，要善于调动家属的积极性，共同为患者提供高质量的护理服务。

（二）护理人员与患者家属关系的影响因素

在为患者提供护理服务的过程中，护理人员与患者家属的接触较为频繁。在频繁的交往中，难免会因产生矛盾冲突而影响双方之间的关系。影响护理人员与患者家属关系的因素主要有以下几个方面。

1. 角色理解欠缺　亲人生病，对于家属来说是一种心理压力，一般都会产生紧张、焦虑和恐惧等一系列心理反应。尤其是亲人突发严重疾病时，家属往往难以接受，会感到极度恐惧、悲伤和不知所措，他们会将亲人生的希望全部寄托在医护人员身上，希望医生能妙手回春，要求护士有求必应，随叫随到。护理人员应充分理解患者家属的心情，尽可能地为患者提供优质的护理服务，减轻家属的心理压力。但有少数护理人员，受传统护患关系模式的影响，依然处于帮助者主导地位，不善于换位思考，甚至对患者或其家属流露出厌烦情绪，埋怨亲属啰唆、难缠。

2. 角色责任模糊　患者家属是患者心理的支持者、生活的照顾者，也是患者护理计划的制订与实施的参与者，还是护理人员的助手和支持者，家属和护理人员应共同为患者的健康负责。但有些家属对自己的角色认识不清，或不愿意承担对患者护理、照顾的责任，认为患者住院，交纳了住院费用，医院就应为患者承担全部责任，包括治疗、护理和一切生活照顾，而把自己摆在旁观者和监督者的位置，不主动提供帮助，当某些护理措施的实施要求家属配合或协助时，便产生不满情绪。

3. 角色期望冲突　人们把护理人员誉为“白衣天使”，是对护士职业的肯定，也是对护士美好形象的期望。许多患者和家属也以此来勾画理想的护士形象，他们理想中的护士有求必应，有问必答，百问不厌，能为患者解决诸多问题，操作娴熟完美、无懈可击。他们常用这种理想化的标准来衡量现实中的每一位护理人员，当发现个别护理人员的某些行为与他们的期望不相符，或患者的某些问题没有得到及时解决时，就会对护理人员产生不满或抱怨，一些家属甚至采取过激言行，导致护理人员与患者家属之间产生矛盾。

4. 经济压力过重　随着新的诊疗技术的推广应用和新药的不断开发使用，医疗费用也在不断升高。当患者花费了高昂的医疗费用，而治疗效果不明显，甚至病情恶化时，患者家属往往难以接受而产生不满情绪。这种不满常常会造成患者家属与护理人员之间的矛盾冲突，影响双方关系的正常发展。

（三）护理人员与患者家属的沟通方法

护理人员与患者家属建立良好的关系并进行有效沟通，是为了指导患者家属更好地承担自己的角色责任，支持与配合护理人员为患者提供良好的护理，帮助患者早日康复。护理人员在与患者家属建立和发展良好关系中发挥着主导性作用。

1. 热情接待患者家属　患者家属会经常来医院探望患者，有的家属第一次来医院，对医院的环境不熟悉，对医院的制度也不了解，此时，护理人员要热情接待，主动询问，给予指引，并嘱咐探视中的注意事项，这样能使患者家属感觉到被尊重、被接纳，从而对护理人员产生信赖感。对经常来医院探视的家属，护理人员也要主动打招呼，热情帮助他们。

2. 耐心解释患者家属提出的问题　患者生病住院，不论是在院陪护的家属，还是来院探望的亲戚，都会向护理人员提出一系列与患者有关的问题，如：患者是否有生命危险？病情是否会恶化？现在用了哪些药物？哪些食物能吃？将来会不会留下后遗症？诸如此类的问题，护理人员都应根据自己的知识、经验和所了解的情况，向家属耐心解释，消除家属的紧张、焦虑、恐惧等情绪。通过这种交往，既可以增加患者家属对护理人员的信任，又可以通过家属做好患者的心理护理工作，还可以促进护患关系的协调融洽。

3. 主动介绍患者的情况，虚心听取家属的意见　患者家属需要向护理人员了解患者的病情及其他相关信息，护理人员应理解家属的心情，主动耐心地向家属介绍患者的病情、护理措施及预后，让他们对患者的情况心中有数，以减轻他们的紧张焦虑情绪，也便于他们做好各种安排。当患者病情恶化或病危时，家属常因担忧而表现急躁、缺乏耐心，容易与护理人员产生争执和冲突。此时，护理人员更应沉着冷静，耐心细致地做好解释工作，随时向家属通报患者的身体情况，及时听取其合理建议。这样，既能取得家属信任，也有利于化解矛盾。

4. 给予患者家属心理支持　亲人生病，患者家属会产生不同程度的紧张、焦虑情绪，尤其是突发重病患者的家属，往往会感到焦虑和无助，他们很需要他人的帮助和支持。如果护理人员能向他们表示理解和同情，并主动提供帮助，家属会非常感激，与护理人员的关系自然会变得融洽、和谐。少数患者家属由于长期照顾、陪伴患者，正常生活秩序被打乱，自感身心疲惫，加之一些经济原因，会产生厌烦、冷漠心理，这些心理可能会在患者面前流露出来，从而增加患者的心理压力。遇到这种情况，护理人员应耐心细致地做好患者家属的思想工作，使他们对疾病和治疗有正确的认识，减轻他们的心理负担，共同稳定患者的情绪，促进患者早日康复。

三、医护关系

医疗和护理是临床工作的核心，在整个医疗护理活动中，护士与医生的关系最为密切。医护关系是护理人员为了患者的健康与安危与医生因分工合作而形成的一种工作性质的人际关系。医护关系的实质是同事合作关系。随着现代护理专业的不断发展，医护关系的内涵和模式也发生了很大的变化，护理人员只有了解医护关系的特点，才能更好地建立融洽的医护关系，为患者提供高水平的护理服务。

（一）医护关系的特点

医护关系是一种平等的合作共事的关系，又是一种工作内容和性质存在着差别的同事关系。医护关系呈现以下几个特点。

（1）相互独立，不可替代。由于分工的不同，医生在检查、诊断和治疗中起重要作用，护士参与配合工作；而护士在护理中扮演主要角色，即根据患者的病情和诊疗方案，制定符合患者个体情况的护理方案。医生的正确诊疗和护士的优质护理相配合，是取得最佳医疗效果的保证。

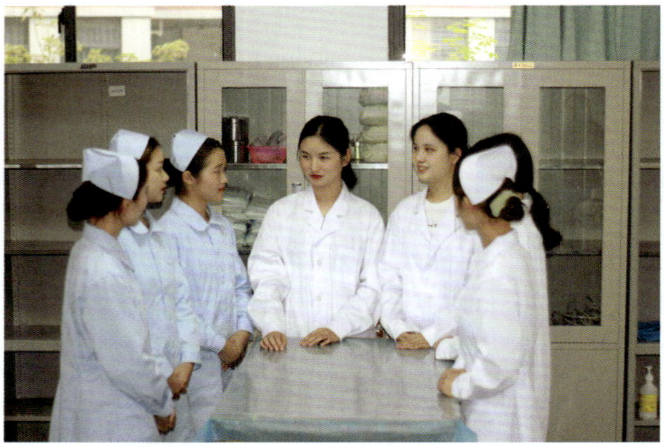
图 6-4　医护沟通

（2）相互监督，互补不足。由于医护之间关系密切，又相互独立，医护之间可以通过工作关系监督对方的医疗护理行为，及时发现和预防差错的发生。例如，对于医嘱，护士有执行义务，同时也有监督的权利。护士应当尊重和执行医生的决策，医生也应当尊重护士的意见（图 6-4）。

（二）医护关系的模式

1. 主导—从属型　这是一种传统的医护关系模式。随着近代医学的发展，护理逐步从医疗工作中分离出来，成为一门独立的职业。护理人员是医生的助手，护理人员的工作是执行医嘱。

2. 并列—互补型　随着社会的发展和医学模式的转变，医护关系也在发生变化，原来的主导—从属型医护关系已被并列—互补型所取代。所谓并列，是指医疗和护理的总和构成了疾病治疗的全过程，医生和护士在患者疾病恢复的过程中同等重要，缺一不可；所谓互补，是指医生和护士在患者疾病恢复的过程中，相互独立，互相补充。医生在医嘱方面出现错误时，护理人员应及时发现并予以纠正，护士在执行医嘱方面出现失误时，医生也要及时提醒并予以指导，从而避免差错事故的发生。

（三）医护关系的影响因素

1. 传统观念　一是受传统“重医轻护”观念的束缚，许多医院的医护比例失调，或者岗位设置不合理等因素，影响医护关系的健康发展。二是受“同行相轻”观念的影响，有的医生自以为是、固执己见，总认为自己比别的医生优秀，甚至在患者面前评价别的医生在医疗上的不足，或者对别的医生取得的成绩嫉妒、不服气等，这都不利于建立良好的同事关系。

2. 个人素养　有的医生自身修养不够，缺乏高尚的品德素质和健全的心理素质。工作中责任心不强，处理问题不够冷静、果断，对同事缺乏关心，态度不友好，难以与同事建立融洽的关系。

3. 专业因素　随着医学专业分工越来越细，不同专业间理解不够，会影响医务人员之间的合作关系。

4. 医护期望　医护期望是影响医护关系健康发展的重要因素。一方面是医生对护士角色的期望值过高，或护士不能达到医生对她们的最低期望值；另一方面是护士对医生角色的期望值过高，或医生不能达到护士对他们的最低期望值。

链接

医护间的期望

医生对护士角色的期望如下。①能正确理解医嘱的意义，及时准确无误地执行医嘱。②能在护理过程中发现问题，并对诊断、治疗提出意见和建议。③充分了解病情变化及患者心理状态，并及时汇报，在紧急情况下能积极做好处理。④了解患者及家属对诊断和处理的意见，及时向医生转达。⑤有熟练的护理操作技能。⑥实事求是，敢于承担责任及分担压力。

护士对医生角色的期望如下。①亲自了解病情，做到诊断处理及时。②医嘱内容准确、书写工整，便于执行。③医术高明、诊断准确、治疗有效，使患者的病情迅速好转，从而减轻护士的工作量。④支持护士的工作，尊重护士的劳动，必要时能帮助护士，在患者及家属面前维护护士的诚信形象。⑤行踪预先通知护士，使护士在紧急情况下能迅速找到医生。⑥实事求是，敢于承担责任。

（四）医护沟通技巧

1. 加强沟通、真诚合作　尽管医疗和护理关系密切，但毕竟各自的教育教学是在相对独立的情况下完成的，不是所有的医生都了解护理的专业特点和工作程序。护理人员应利用各种机会加强和医生的沟通，主动介绍护理专业的新进展和新技术等，使医生对护理专业有一个全新的认识，从而理解和支持护士的工作，达成良好的合作（图 6-5）。

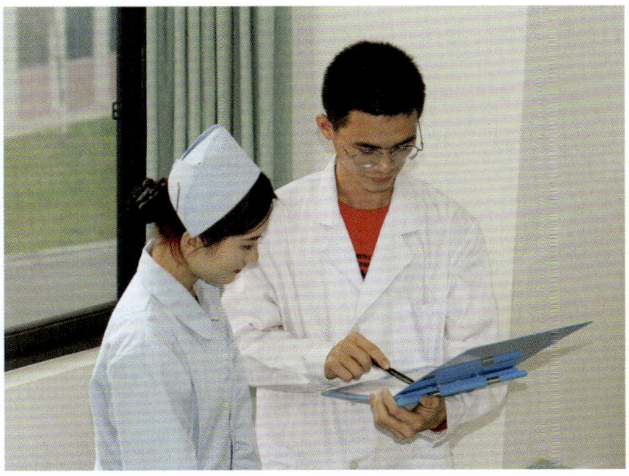

图 6-5　医护沟通

2. 相互理解、主动配合　作为护理人员也要主动了解医疗专业的特点，特别是那些与护理工作联系密切的专业特点，理解医生工作的不易，尊重医生的治疗方案并主动配合。

考点　影响医护关系的因素

四、护际关系

（一）护际关系的概念

在医疗护理工作中，护理人员之间的人际交往关系，叫作护际关系。在护理工作中，由于各类护理人员的职责分工、知识水平、工作经验等不同，在人际交往中，会产生不同

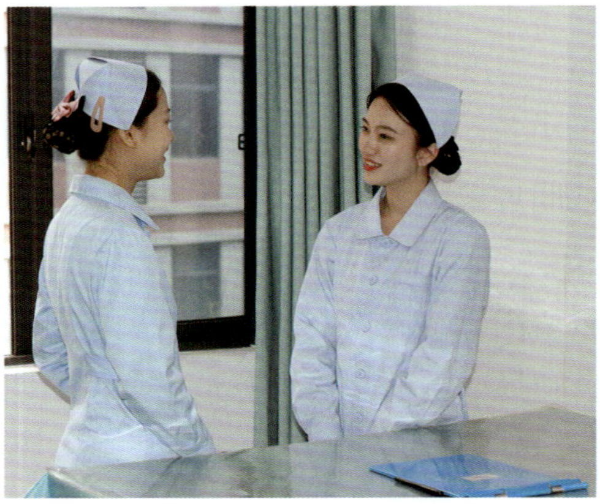

图 6-6 护际沟通

的心理特点，从而产生矛盾冲突。因此，掌握护际沟通技巧，处理好护际关系显得尤为重要（图 6-6）。

（二）护际沟通技巧

1. 护士与护士的沟通　护理人员内部的协调与配合是十分重要的，护理人员之间要相互尊重、相互理解、相互帮助、相互学习、团结协作。作为年长护士，要多帮助年轻护士，做好传、帮、带工作；作为年轻护士，要虚心向年长护士请教。

2. 护士长与护士的沟通　护士长是病区护理工作的管理者和组织者，也是护理人员相互间关系的协调者。护士长首先要有较强的组织管理能力，使科室各项工作井然有序地进行；其次要有较强的专业技术能力，能够给予护士更多的指导和帮助；还要能够严于律己、以身作则，对所有护士一视同仁，合理分配工作。科室的每位护士要有较强的工作能力，能及时准确地完成各项工作，服从护士长的管理，支持其工作，能处理好自己生活与工作的关系。这样，护士之间的矛盾就会减少，关系就会更和谐。

五、护理人员与其他工作人员的关系

案例 6-3

上午 9 点，消化科病区 1 号病房的家属向护士小王反映病房内的卫生间下水道堵塞，不能使用，而患者手术后，身体虚弱不方便出去上卫生间，要求尽快维修。护士小王马上给总务科打电话，要求派人来维修。很快，总务科的李师傅来到病房检修，查看后告诉护士小王，缺一样工具，要回去拿。小王听后很生气，觉得这样来来回回很耽误时间，这时患者家属又在催她，并且态度很不友好。小王忍不住向李师傅发了火，李师傅听到护士这样训斥自己，不把自己的工作放在眼里，走后干脆不来了。

问题：如果你是护士小王，遇到这种情况你会怎么处理？

在护理工作过程中，护理人员还要和医技、后勤人员进行频繁交往沟通，双方必须互相尊重、互相理解、互相支持、互相配合。

（一）护理人员与医技、后勤人员的沟通障碍

1. 护理人员与医技人员的沟通障碍　医技科室包括放射科、检验科、病理科、营养科和药房等，各专业独立性很强。护理人员不了解医技人员的工作内容，医技人员对护理专业的工作内容也了解有限，导致在工作中出现双方配合不利的情况。在出现问题后，双方互相不理解，埋怨指责，甚至是推诿扯皮，推卸责任，影响双方的沟通。

2. 护理人员与后勤人员的沟通障碍　护理工作离不开后勤工作的保障，护理人员的工作也离不开后勤人员的支持与配合。在与后勤人员的交往过程中，部分护理人员常以强硬的口气进行沟通，不尊重他们的劳动，对他们的工作挑剔，而后勤人员常因得不到护理人员

的重视，感觉自己的工作不被人理解，产生消极情绪，不主动为临床一线服务，从而影响双方的关系。

（二）护理人员与医技、后勤人员的沟通技巧

1. 尊重与理解　尊重与理解是建立和保持良好人际关系的基础，也是护理人员与医技、后勤人员沟通的基本准则。双方要尊重彼此的人格，理解彼此的工作性质，明确职业只有分工不同，没有高低贵贱之分。在双方交往过程中，如果是因为护理人员的工作疏忽，给对方造成不便或带来麻烦，应主动承担责任，真诚地向对方道歉；如果是因为对方的工作失误，造成护理工作上的被动，也不能埋怨和指责，应体谅他们的困难，采取对方能够接受的方式提出自己的建议，并主动配合和帮助他们完成工作。

2. 支持与配合　护理人员要把患者的利益放在首位，与医技、后勤人员相互支持，密切配合。双方要换位思考，设身处地地为对方考虑。如果对方的工作安排有困难时，护理人员在不影响服务质量的前提下，可主动调整工作方案，尽可能地为对方的工作提供方便，从而保证护理工作的顺利进行。

第 2 节　语言沟通在医疗护理工作中的应用

护士的语言是护士整体形象的重要体现。许多情况下，人们从护士的语言修养来评价护士及决定是否对其产生信任。语言是护患沟通不可或缺的重要工具，无论是入院介绍、健康教育，还是为患者做各种治疗和护理，护士都必须首先与患者进行语言沟通，以消除其思想顾虑，取得其理解和配合。如果护士只是机械地打针、发药，缺乏与患者的语言交流，患者就感受不到护士的关怀与理解，而护士也很难了解患者的心理需求，两者难以建立良好的护患关系。

一、口语沟通的医疗护理应用

口语沟通是人们在社会交往中凭借口头言语传递信息、交流思想和感情的过程。护理工作中，良好的口语沟通可以消除患者的顾虑，减轻患者的心理负担，鼓舞患者战胜疾病的勇气，取得患者的配合，建立良好的护患关系，以利于患者的康复。

（一）护患口语沟通的原则

1. 语言的规范性　护士应讲普通话，吐字准确、清晰可辨。语句有逻辑性，还要注意语调温和、语速适宜。在与患者交谈时，应通俗易懂，避免因使用专业术语而造成患者难以理解或误解。

2. 语言的治疗性　语言具有暗示和治疗功能，关怀体贴的语言，对于患者来说犹如一剂良药。护士针对患者不同的心理特点，通过交谈给患者以启发、开导，使其树立战胜疾病的信心。护士应重视语言的学习和修养，通过交谈，消除患者的顾虑、恐惧等不良情绪，从而建立起接受治疗的最佳身心状态。

3. 语言的灵活性　护理人员与患者的谈话，既要掌握原则性，又要具备一定的灵活性，根据对象、内容、情境的不同灵活掌握。交谈时，既要使患者感到温暖，又要保持一定的严肃性，秉承以患者为中心、尊重患者、既坦诚又谨慎的原则。

4. 践行“同理心” 同理心是指站在对方角度去思考问题。从护患沟通的角度讲，“同理心”重在人文关怀，突出体现在护理人员能够设身处地地感受患者的处境和情绪，用心体会、理解并尊重患者的诉求，在此基础上选用恰当的沟通方式，自然而真诚地建立彼此理解信任的沟通关系。患者从护士言语表情中感受到真诚、尊重、理解和关怀时，负面情绪会减轻，患者对治疗的接受度和满意度自然会提高。

（二）护患口语沟通的技巧

护患交谈的主要技巧有倾听、核对、提问、鼓励、反应、阐述、换位思考、沉默。

1. 倾听 倾听是指护理人员全神贯注地去接受和感受对方所发出的信息，从而全面掌握患者的各项信息资料，做出正确的诊断。通过倾听，可以收集患者真实情况、掌握准确信息，同时对各种信息进行感受、理解和甄别。护士倾听要注意以下两个方面。

（1）礼貌耐心。交谈前，先关闭手机或将手机调为静音，防止干扰；态度诚恳热情，面带微笑，目光与患者接触；与患者要保持适宜的距离，身体稍向对方倾斜；谈话中手势不要太多，动作不要太大；不轻易打断对方讲话；有急事不能继续交谈时，要向患者解释。

（2）及时反馈。谈话中，护理人员要适时回应患者，可通过微笑点头或“嗯”“是吗”“知道了”等话语对患者的谈话进行反馈，让患者有说下去的意愿，从而能全面地了解患者的情况。

2. 核对 核对是指在交谈过程中为验证自己的理解是否准确而采取的策略，包括重述、改述、澄清等方式。

（1）重述。重述指护士对听到的内容进行复述、核对和释义的一种交谈技巧。具体表现为护士用简单、概括的方式将患者的话再叙述一遍，待患者确认后再继续交谈；或者请患者把说过的话再重说一遍，待护士确认自己没有听错后再继续交谈。需要注意的是，重述是一种不加任何判断的客观重复。例如，患者说：“昨晚我肚子痛得厉害，还恶心……”护士说：“你刚才说你昨晚肚子痛、恶心，是吗？”

（2）改述。改述指护士把患者说的话用不同的说法叙述出来，但意思不变，或将患者的言外之意说出来。例如，患者说：“小刘护士是刚毕业的吧，她输液的手法挺生疏啊。”护士说：“你的意思是说小刘的操作手法不熟练吗？”

（3）澄清。澄清指护士将患者模棱两可或不完整的一些陈述讲清楚，以获得更具体、更明确的信息。可以用以下语言来引导“刚才您说的这件事，请再说得具体点儿”“根据我的理解，你指的是……”或“对不起，我打断一下，你刚才说你一天小便几次呢？”

3. 提问 提问是交谈最基本的方法，是收集信息和核对信息的手段。护士提问的有效性将决定收集资料、进行护理评估的准确性。提问包括开放式与封闭式两种方法。

（1）开放式提问。所问的问题回答范围没有限制，但应在围绕主要环节和主导线索进行的前提下，启发患者充分说出自己的想法和感觉，以便护士从中收集更全面的资料。例如，“您对给您制订的护理目标有什么看法？”“刘女士，您现在感觉怎么样？”开放式提问的缺点是需要的时间较长，护士与患者都要有所准备。

（2）封闭式提问。将患者的应答限制在特定范围内的提问，患者回答问题的选择性小，用简单的“是”“不是”“有”“没有”就能回答。例如，“您手臂痛吗？”“您以前使用过青霉素吗？”同时，护士应注意避免连续提问、诱导式提问和责难式提问。

4. 鼓励　鼓励是鼓舞、激励的意思。在与患者沟通交流过程中，护理人员适当地对患者进行鼓励，可以增强患者和家属战胜疾病的信心和勇气。在护理工作中，鼓励技巧通常运用在以下方面。

（1）鼓励患者。临床工作中，护理人员要多运用战胜疾病的病例来鼓励患者，对患者的细小进步都要适时给予鼓励，如肢体康复锻炼的患者，行走时要及时给予鼓励，“好，继续走”“您恢复得很快”“再坚持，效果会更好”运用这些语言激励患者，增加其勇气和信心。对身患重病甚至是癌症的患者，护理人员要运用目标鼓励法，鼓励患者战胜自我，让他们感到自己是“被需要的”，比如“您的孩子们不能没有您，您一定要坚强地活下去……”

（2）鼓励家属。由于患者病程长、病情复杂，家属有时难免急躁不安、心情不好，甚至会放弃患者。面对这种情况，护理人员要及时与家属沟通，向家属介绍有关疾病的进展、最新的信息情况，指导他们照顾亲人的方法，鼓励他们做亲人的强大后盾，支持护理工作，配合亲人治疗护理。

5. 反应　反应是指护士接到患者的信息后所表达的态度、行动或意见，向患者传递自己在认真倾听。有利于护患关系的反应有以下四种。

（1）思维同步即护士的思维速度要与患者的讲话速度相适应，如果谈话过程中护士注意力不集中，总是让患者重复，则既伤害患者自尊心，又会失去患者的信任。

（2）没完全弄懂患者的真正意思之前，不要急于下定论，否则会使交谈失败。

（3）患者倾诉过程中可能会伴有一些疑问，对疑问的回答应具体明确。例如，“根据你的情况，你要注意调节饮食，尽量多吃点，晚上要睡好觉，既然已经来到医院，就要安心静养。”这样的反应，会使患者感受到护士的关怀，有利于护患关系的和谐。

（4）不对患者做虚假保证，过于肯定、热情的承诺，虽然能鼓舞患者，但也容易埋下护患纠纷的隐患。

6. 阐述　阐述叙述并解释，多用于治疗性交谈中，解答患者的疑问、消除误解。如护士在为一位高热患者用乙醇擦浴进行物理降温前，向患者阐述乙醇擦浴降温的目的、方法、禁忌部位等。

阐述有以下基本原则。

（1）阐述前尽可能全面地了解患者的基本情况。

（2）整个阐述过程要用语委婉，尽量理解患者发出的全部信息和情感，使患者感受到尊重和关怀。

（3）阐述用语通俗易懂。

7. 换位思考　是站在对方立场设身处地思考的一种方式，即与人交往过程中，能够体会他人的情绪和想法、理解他人的立场和感受，并站在他人的角度思考和处理问题。换位思考用于护患交谈中可以向患者表达尊重和理解，增加患者对护士的信任，减少护患矛盾。

8. 沉默　是指交谈时倾听者对讲话者在一定时间内不做语言回应的一种交谈技巧。沉默既可以表达接受、关注和同情，又可以表达委婉的否认和拒绝。在运用中，选择时机、场合及运用方法是关键。在护患沟通中，表面上看，沉默没有声音，但实际上其是声音的延续与升华。当护士以温暖平和的神态沉默时，对患者来讲也是一种无声的安慰。

在护患交谈过程中，选择恰当的时机使用沉默，可以起到如下作用。

（1）可以弱化过激语言与行为、化解紧张气氛。

（2）给患者提供思考的时间和诉说宣泄的机会。

（3）为护士提供冷静思考和观察的时间。

（4）表达对患者的尊重、同情、理解和支持。

考点 护患口语沟通的技巧

（三）护患交谈中的常用语言

1. 礼貌性语言　护士在为患者进行护理活动时，应学会多用敬语、谦语等礼貌用语，做到出口有“礼”。例如，“您好”“谢谢”“没关系”等；称呼患者不要喊床号，应该根据其年龄、职业的不同，称呼“大爷”“小朋友”“× 老师”“× 女士”等。自我介绍时说：“您好，我是您的责任护士，我叫 ×××，我会经常来看您的，有什么事情请找我。”接听电话时应说：“您好，× 科病房，请讲。”有患者来时，应起身相迎：“您好，您有什么不舒服的吗？”送患者时，礼貌道别，如“请多保重！”“请按时服药”等。护士在工作中获得患者的配合或帮助、受到患者赞美和支持时，可对患者表示感谢，如“谢谢您的合作！”等。礼貌性语言，不仅能体现护士自身的素质、体现对患者及家属的尊重，让其感觉温暖，也可促进医护队伍内部的凝聚力，是良好医护卫生服务质量的一项重要标志。

2. 解释性语言　临床工作中，护士进行护理操作前，都应先向患者耐心细致地解释。这不仅是因为患者有知情同意权，而且通过讲解，可以使患者明白、放心、理解，并愿意配合操作。此外，当患者提出各种问题时，护士也应给予恰如其分的解释。不仅如此，在各项护理操作前、中、后都要用解释用语。

3. 鼓励性语言　当患者出现紧张、恐惧时，护士应适当给予鼓励：“小朋友，勇敢一点儿”“您一定会表现得很坚强”“好，您的配合很好”。对危急患者或慢性疾病的患者表示：“这几日，您精神多了，真为您高兴”，从而激发患者战胜疾病的信心。

链接

耐心解释，有效沟通

王某，女，70 岁，退休教师。因消化道出血，昨晚急诊入院。目前禁食，生活不能自理，酌情给予口腔护理。

1. 操作前解释　王老师，您昨晚睡得怎样？您自己不方便刷牙、漱口，我来帮您吧？这样可以清除口中的病菌和气味，预防口腔发炎，使您感到清洁、舒适。请您放心我的动作会很轻柔的。

2. 操作中指导　①王老师，我帮您取下假牙，您不能吃东西，假牙先浸泡在冷开水中，吃东西时，我再为您戴上。②请您张嘴，我检查一下。请您吸水漱口，吐在弯盘里。③请您再张嘴，您配合得很好，累吗？不舒服就请示意我，马上就好。

3. 操作后嘱咐　王老师，您觉得舒服了吧？谢谢您的配合！下午我再来为您做一次，呼叫器在这儿，有事请叫我。

4. 安慰性语言 护士工作中常会遇到患者处于焦虑不安的状况，适时、恰当的安慰能有效地帮助患者，如“您别担心，您的病情并不像您想象的那么严重”“您放心，我们会给您最好的治疗和护理”等。安慰性语言的运用，可使患者感受到护理人员的尊重、关怀，缓解焦虑，鼓起战胜病魔的信心。

5. 询问性语言 在与患者交谈中，护士经常要向患者询问一些问题。护士向患者询问，如“您昨晚睡得怎么样？”“可以描述您疼痛的情况吗？是什么样的疼痛呢？”“痛得严重吗？”等。避免使用诱导性提问“您昨晚睡得好吧？”“您今天是不是好多了？”等。

6. 告知性语言 告知是与患者交往过程中的主要环节，如患者的诊断、预后、饮食起居，都需要告知。告知患者时要友善、关切，一次告知的内容不要太多、太复杂。例如，“您的病应注意吃低盐食品，尽量吃得清淡些”“您要多吃鸡蛋，多喝牛奶、豆浆，这样有助于您早点好起来”“化验结果出来了，您的病情已好转”等。

每位护士都应加强语言修养，提高语言交流技巧，在和患者的沟通中带去温暖和关爱。真诚体贴的话语可使护士与患者建立良好护患关系。

二、书面语沟通的医疗护理应用

护理书面语言是护理人员在护理过程中所书写的文字，它应用于护理工作中的各个方面和环节，包括病案报告、各种护理病历及护理记录等，是护理工作中不可缺少的沟通方式。护理人员借助书面语的沟通手段，可以有效地收集患者的相关资料，制订护理计划，并完成有关医疗文件的整理工作。通过书面语沟通，可以建立良好的护患关系、医护关系及护际关系。因此，它是护理工作中应用广泛的沟通方式，已日益成为提高护理整体水平、发展护理科学、进行护理研究的重要手段。

（一）护理文件的阅读

护理人员要合理运用书面语言，需要有广博的知识。这就要求护士养成良好的阅读习惯，不断提高自己的理论知识水平和业务能力，只有具有广泛、丰富的知识，积累大量的医学术语和资料，在运用时才能得心应手。

1. 书写前的阅读 护士在书写病案前，要对患者进行详细的调查，获取资料后应仔细阅读，“去粗取精，去伪存真”，从而做出正确的护理诊断，确定护理目标，制订全方位的护理计划。书写前的阅读有利于收集资料，有利于使自己“写”得更好。

2. 治疗前的阅读 护士在实施医嘱前，应该仔细阅读医嘱，充分了解医嘱、分析医嘱，核对相关数据。所谓“三查八对”，实际上是阅读的过程，是接收信息、实施操作的前期准备，是护理工作不可缺少的环节，是保证护理质量的重要措施。因此，不可忽视治疗前的阅读。

3. 总结性的阅读 为了总结经验、掌握更多护理工作技能、提高自己的业务能力，临床护士应该经常阅读病历，了解更多的护理技术，总结失败的教训、成功的经验，从中获取“营养”。

（二）护理文件的书写

护理文件主要包括以下几个方面。

1. 体温单　体温单是患者病历的重要组成部分。护士为患者测量生命体征后，按规定符号、格式记录下来。还可根据病情记录出入量、体重、出入院时间、手术时间等。要求准确反映患者情况，为医生诊断、治疗提供信息。

2. 医嘱单　医嘱单可分为长期医嘱单和临时医嘱单，是诊断、治疗方案的记录，也是处理医疗纠纷的重要依据。护士在抄写、处理医嘱时要严肃认真、一丝不苟。对于口头医嘱，护士必须向医生复述一遍，确认无误后方可执行，事后及时记录。

3. 病室交班报告　病室交班报告是值班护士的工作记录。由白班、中班、夜班护士负责填写，主要记录出入院情况、重症患者病情的变化、所采取的治疗护理方法等。

4. 特别护理记录单　特别护理记录单记录危重患者、大手术后患者的神志、瞳孔、出入量、病情变化、治疗措施、护理措施，以便了解治疗、抢救的效果。此外，对危重患者的抢救过程要有简明扼要的原始记录，如呼吸、心搏骤停时间，心肺复苏的开始时间、效果。抢救过程的每一项口头医嘱，都必须有完整、详细的记录。记录要准确、及时、无误。总之，书写时字迹要端正、清晰，不得涂改；内容要完整无误，客观、翔实；语句要通顺流畅，重点突出，运用医学术语；记录完毕，再次核查，确定无误后签全名。在护理教学中，对实习、见习护士要严格要求书写规范及运用护理书面用语。

5. 护理论文　书面语言在护理科研中也有着重要的地位。科研是以已获得的间接知识为基础，探求对客观世界规律性的认识，从而获得新知识，并把研究的成果总结成理论体系的过程。科研能力是护理人才必备的能力。护理科研能力的训练，就是要掌握从事学术研究必备的选题、文献检索、综述、课题设计、计划实施、数据处理、资料整理、论文撰写等全面知识。

（三）护理文件常用书写错误及校正

1. 使用非医学术语　询问患者病史时，应尽量使用通俗易懂的口语，以便患者能正确理解，使沟通有效进行。在书写护理文件时，要将口语转化为规范的医学术语。护理文件书写中常见的非医学术语及校正如下。

（1）描述症状。如：肚子疼——腹痛，拉肚子——腹泻，吐酸水——反酸，吐痰——咳痰，吐血——呕血或咯血，心慌——心悸，膝盖肿痛——膝关节肿痛，发烧——发热等。

（2）描述体征。如：疙瘩——肿块，虫牙——龋齿，眼皮水肿——眼睑水肿，皮肤发黄——皮肤黄染，口唇或脸发紫——口唇或面颊发绀等。

2. 医学术语不规范　正确运用医学术语，在使用上忌乱用简称，容易造成误解。例如，将“低分子右旋糖酐”写成“低右”，将“胸廓对称”写成“胸称”，将“腹部膨隆”写成“腹隆”等。

3. 随意使用简化字　严格按照国家语言文字工作委员会于1986年重新公布的《简化字总表》使用简化字，杜绝使用不规范的简化字。如将“阑尾炎”写成“兰尾炎”，将“青霉素”写成“青莓素”，将“蛋白质”写成“旦白质”，将“年龄”写成“年令”，将“副作用”写成“付作用”等。

第 3 节　非语言沟通在医疗护理工作中的应用

案例 6-4

接到急诊室电话通知有位急性胰腺炎的患者急诊入院，护士做好了一切准备工作迎接患者入院。患者被抬进病房，面色苍白，大汗淋漓，非常痛苦，急需手术。此时，护士面带笑容地对患者家属说“请不要着急，我马上通知医生为患者检查。”说完不慌不忙地走了出去。

问题： 1. 指出护士在接诊过程中的不妥之处。

2. 护士采取这样的接诊方式会造成什么后果？

3. 假如你是值班护士，面对这一情况你将如何处理？

一名合格的护理工作者，除了拥有丰富的知识、良好的教养、严密的思维方式外，还应具有优雅得体的举止和规范的行为。护士行为规范，除了委婉的谈吐，还包括端庄的仪容、优雅的仪态、敏捷的动作。因此，护理人员应重视自己良好的仪表仪态。

一、举　止

举止是人们在活动或交往过程中所表现出的姿态和风度。举止在人际交往中起着重要的作用，端庄的仪表与优美的姿态，是一种无声的语言，比有声的语言更有魅力，可以达到“此处无声胜有声”的效果。

护士的举止应符合职业的特殊要求。护理工作是通过各种护理技术操作来完成各种治疗和护理，是一种实践性非常强的工作。工作中，护士应始终保持优雅的举止。要做到站姿挺拔、坐姿端庄、走姿平稳、蹲姿优雅、手姿得体。在操作过程中，护理人员应把握科学、协调、优美的基本原则，表现出和谐有序、舒展大方、干净利落的风采，注意转身回眸、俯身拾物、推车携物时的动作美，既不能过猛过急，也不能松懈懒散，应体现出对工作认真负责的态度和爱岗敬业的精神。

1. 站姿　护理人员的站姿应该体现出稳重、端庄、挺拔的美感（图 6-7）。站立时不可头歪、肩斜、胸凹、腹凸、背弓、臀撅、膝屈或双手插入口袋里，更不可自由散漫地双腿叉开过大、手脚随意乱动、咬指甲、用脚尖乱点乱画等。这些不良站姿，不仅会影响护理人员的体态美，还会影响患者对护士的评价和信任，进而影响护患沟通与护理工作。

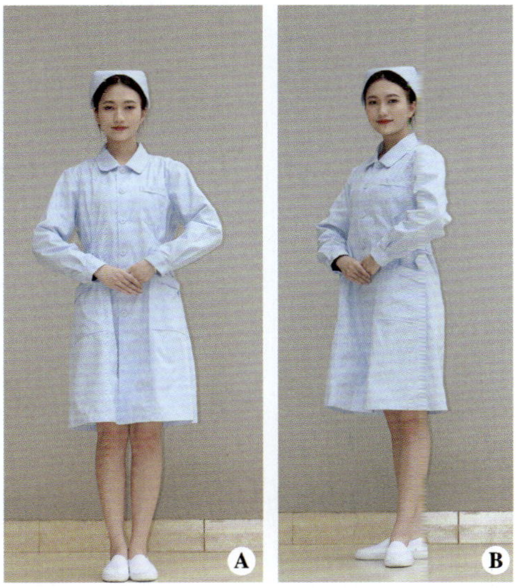

图 6-7　站姿

A. 标准站姿；B. 丁字步站姿

2. 坐姿　护士坐下前一定注意先捋平护士服下端，再轻轻落座在椅面的 2/3 ～ 3/4 的位置（图 6-8）；落座后，头部不要低头后仰，上身不要前倾后仰、歪向一侧，不要两手端臂、抱于脑后或膝盖，或到处乱摸乱碰、敲击；两腿分开不要过大，也不要跷起“二郎腿”。

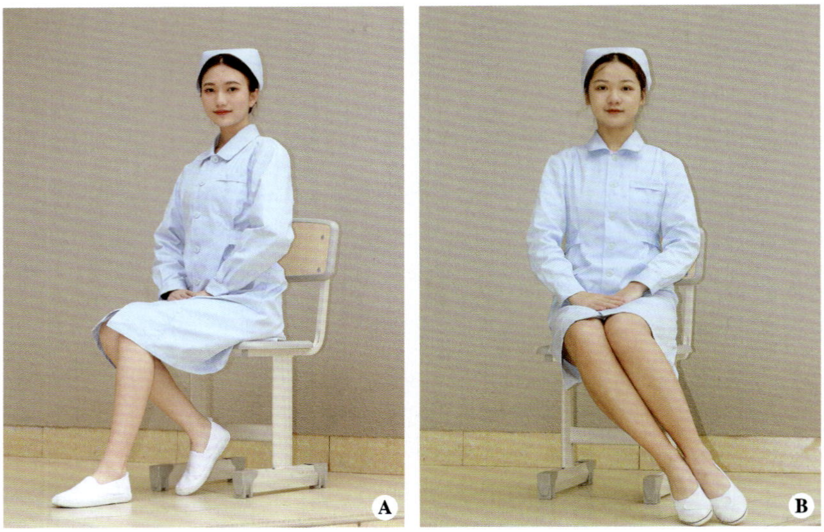

图 6-8 坐姿

A. 前伸后曲式坐姿；B. 双腿斜放式坐姿

3. 行姿　行走时抬头、挺胸、收腹、提臀，两臂前后自然摆动，摆幅不超过 30°，直线前进、步幅适中（图 6-9）。遇到抢救患者时，护士的正确行姿是加快步速，快步走，争取宝贵的抢救时间；避免在病室跑动，以免引起其他患者的恐慌。

4. 持病历夹　护士右手握住病历夹边缘中部，放在前臂内侧，持物手臂紧靠腰部，病历夹前缘上翘，左手自然下垂（图 6-10）。行走时，左手以肩关节为轴自然摆动；查看医疗文件时，左手掌托住病历夹，右手扶持，身体挺直，协调自然。注意动作要自然，用力均匀，拇指和小指不要翘起。

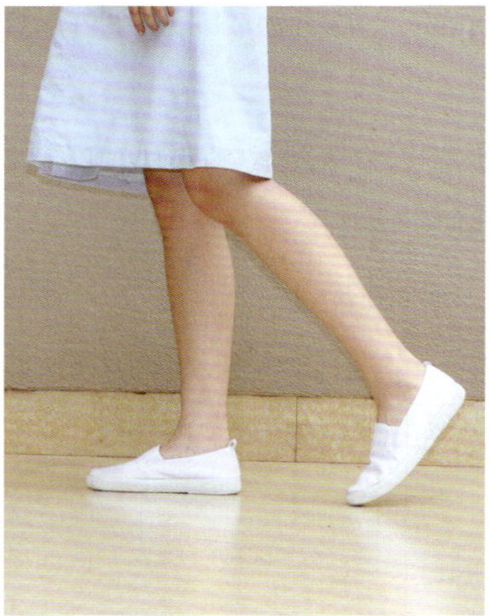

图 6-9 行姿

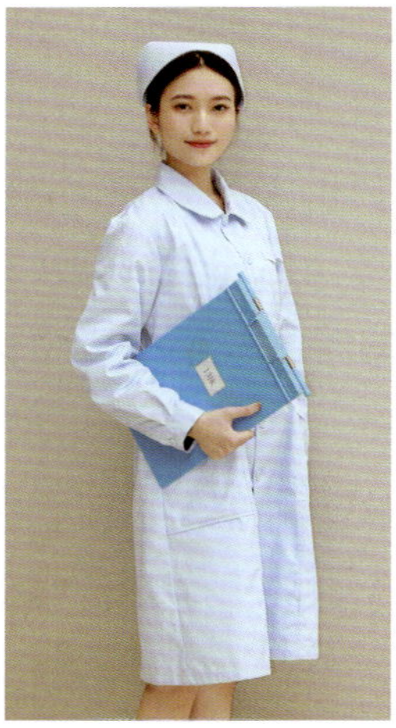

图 6-10 持病历夹

5. 端治疗盘　在站立或行走时，护士双手托治疗盘下缘，肘关节贴近躯干呈 90°（图 6-11）。

6. 推治疗车　护士位于车后，双手轻握治疗车近侧两端，身体稍前倾，重心集中于前臂均匀用力。行进中随时观察车内物品，注意周围环境。进门时，不要用治疗车撞门（图 6-12）。

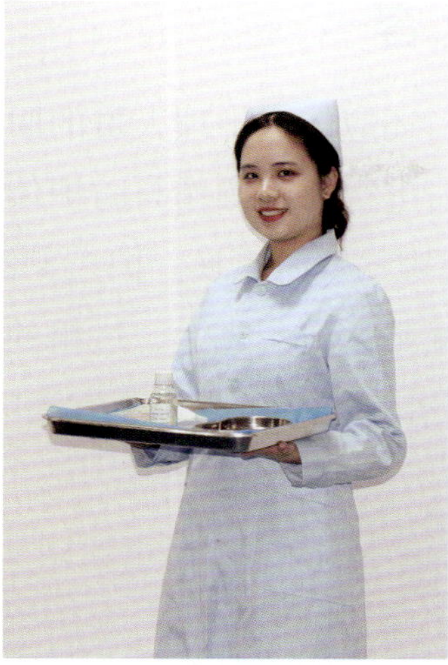

图 6-11　端治疗盘

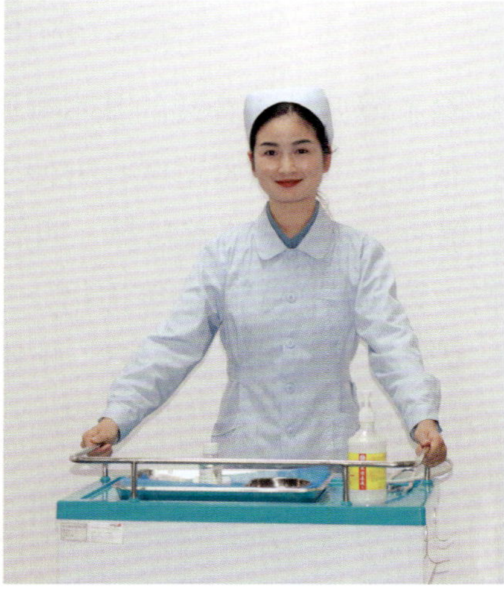

图 6-12　推治疗车

7. 下蹲拾物　护士蹲下拾物时，应一脚在前，一脚后退半步（图 6-13），两腿靠紧向下蹲，前脚整个脚掌着地，后脚脚跟抬起，单膝点地或双腿一高一低，互为倚靠。不要弯腰、撅臀、开腿，这样有失优雅。

8. 指示　护士引导患者或者为他人指引方向时，四指并拢、拇指靠向示指、手掌伸直、掌心向上，以肘部为轴，朝一定方向伸出手臂（图 6-14）。切忌用一个手指指点他人或方向。

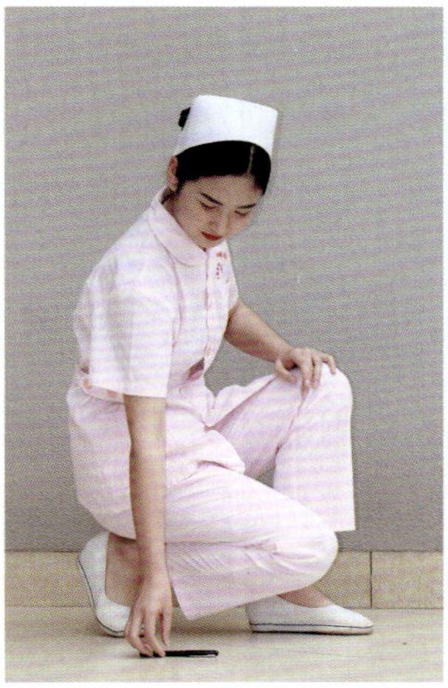

图 6-13　下蹲拾物

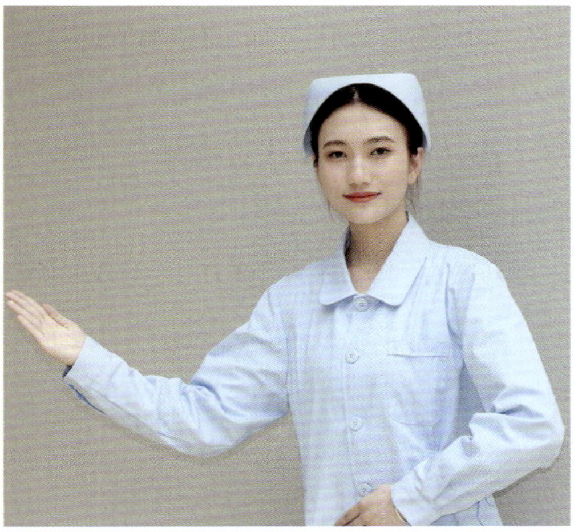

图 6-14　指示

9. 行礼　护士置身于医疗工作场合，应时刻注意礼仪规范，如握手礼、举手礼、点头礼、鞠躬礼等的使用，以表示对来宾、患者、同事、同行、上级和长辈的尊重、友好与关心。其中，点头礼在护理工作中常用；鞠躬礼适合于护士在正式庄严的场合使用。

二、面部表情

人的面部神态和表情是极为重要的非语言符号。自然而真诚的微笑是最容易为对方接受的面部表情，它犹如一剂良药，能表达对患者的关怀、消除患者的陌生感，帮助患者尽快适应新的环境，保持心情愉悦，有助于疾病的恢复。

三、衣着妆容

护士的服饰，除了遵循日常着装的基本规则外，还应体现护理人员的职业特点，应干净整齐、简约端庄，衣裙长短和松紧适度，方便工作。进行无菌操作与防护传染病时，护士必须戴口罩。佩戴口罩时，应完全遮盖口鼻、四周无空隙、及时更换。护士工作时不留长指甲、涂指甲油、戴戒指、戴手镯、戴手链等饰物，不宜佩戴过长、过大、过粗的耳环及项链，否则会影响工作，容易给患者留下不良印象。此外，工作期间，护士也不宜涂味浓刺鼻的香水，以免对患者产生不良刺激。

四、触　　摸

在护理工作中，用语言来表示关怀的方式不适合所有的情况与场合，这时就可用触摸来代替。触摸可减少患者的孤独感，并可以使恐惧不安的人平静下来。

1）初步健康检查。护士可以通过触摸患者身体部位来初步了解病情，也可以为患者量血压、测脉搏。

2）给予心理支持。触摸作为一种无声的安慰和重要的心理支持，表达出对他人的关心、理解、体贴、安慰。产妇分娩疼痛时，护士紧握产妇的手，并不时为她擦汗，使其感到安慰，产生安全感；在儿科病房，必要的抚摸、拥抱、轻拍可使烦躁啼哭的婴儿安静下来；在重症监护病房，触摸可使与亲属失去联系的患者感到医护人员就在他们身边，关心照料他们。

3）辅助治疗。触摸疗法作为辅助治疗的手段，能激活人的免疫系统，使人精神兴奋，由焦虑、紧张而引起的疼痛也会随之减轻，有时还能缓解心动过速和心律不齐等症状。对于视力和听力有障碍的人来说，可以通过触摸引起对方注意，起到加强沟通的作用。触摸在一定程度上还起到保健和辅助治疗的作用。

总而言之，触摸是一种无声的语言，可以体现关心、体贴、理解、安慰和支持等情感。一般多用于儿童、妇女、老人。护士在工作中，既要巧妙运用非语言方式与患者沟通，又要以敏锐的洞察力，判断患者非语言信息反映的内容，获得真实信息，为患者提供有效的身心护理。

医者仁心

陈静——细腻见仁心

陈静是火神山医院重症医学一科的护士长，一段视频让她被网友亲切地称为“硬核唠叨护士长”。抗击新冠肺炎的战场，ICU 可以说是前线里的火线，她则是 ICU 大管家，从穿防护服、隔离衣、护目镜，到穿鞋套、洗手……时刻“唠叨”只为提醒大家做好防护。治疗中，医护人员进行插管、吸痰等易暴露的高风险操作，她总是抢着去做；护理中，ICU 里都是危重患者，有些甚至无法进行语言沟通，她就制作了一本《新冠护患沟通手册》，有字也有图，方便易懂，护士能通过手册迅速了解患者诉求，更好地照顾患者。陈静说：“病人就像一面镜子，你把他们看得有多重，他们就把你看得有多重。”

考点 非语言沟通的技巧

自 测 题

一、名词解释

1. 护患关系　2. 指导—合作型　3. 共同参与型

二、填空题

1. 影响护患关系的主要因素有______、______、______、______、______。
2. 护理人员与患者家属关系的影响因素有______、______、______、______。
3. 医护关系的沟通技巧有______与______。

三、选择题

1. 在交谈中要用到倾听，下列倾听技巧不正确的是
   A. 适当的时候进行提问
   B. 选择安静的场合
   C. 有适宜的点头和微笑
   D. 听对方讲话时，眼睛瞟向其他地方
   E. 身体前倾
2. 护士从患者的角度，通过倾听和提问，与患者交流，理解患者的感受。护士采取的交谈策略是
   A. 沉默　B. 核对　C. 阐述
   D. 换位思考　E. 反应
3. 患儿，女，2 个月，因肺炎高热急诊入院。护士为其进行静脉输液时，2 次穿刺失败，患儿父亲非常生气，甚至谩骂护士。导致此事件发生的主要因素是
   A. 角色责任模糊　B. 角色期望冲突
   C. 角色心理差位　D. 角色权利争议
   E. 经济压力过重
4. 患者，男，72 岁，来自偏远山区。因次日要行胃大部切除术，护士告诉患者：“您明天要手术，从现在开始不要喝水，不要吃饭。”患者答复知道了。第二天术前护士询问患者时患者回答说：“我按你说的没有喝水，也没吃饭　就喝了两袋牛奶。”影响护患沟通的因素为
   A. 经济收入　B. 疾病程度
   C. 个人经历　D. 理解分歧
   E. 情绪状态

四、简答题

1. 简述护患关系的特点。
2. 促进良好护患沟通的方法有哪些？
3. 护理人员与患者家属的沟通方法有哪些？

（曹雪峰　薛文晶　张　翠）

实训指导

实训1　自我介绍

实训主题	自我介绍
实训目标	1. 熟练地进行自我介绍。 2. 掌握沟通技巧。
实训准备	1. 教师准备一个完整的自我介绍视频。 2. 要求每个学生准备自我介绍的内容。
实训活动	1. 观看自我介绍案例视频。 2. 分组进行自我介绍，每组选出3名同学走上讲台介绍自己。 3. 学生互相点评。
实训小结	学生开展交流讨论，教师总结实训活动的表现。

实训2　演　　讲

实训主题	即兴演讲
实训目标	1. 掌握即兴演讲的技巧。 2. 提高学生口才，增强学生的自信心。
实训准备	1. 教师准备一个即兴演讲视频。 2. 教师确定演讲主题。 参考主题： （1）医者仁心 （2）慎独 （3）厚德载物，孝行天下 （4）珍爱生命 （5）感恩社会，奉献爱心
实训活动	1. 全班学生观看视频。 2. 全班学生分成若干组，每组4～6人。 3. 小组每位成员轮流进行演讲。 4. 每组推选1位同学进行全班演讲。
实训小结	教师点评，总结实训活动的收获与不足。

实训3　个人简历书写

实训主题	个人简历书写
实训目标	1. 学会书写个人简历。 2. 提高书面语沟通能力。
实训准备	准备个人简历模板。
实训活动	1. 每位学生参考个人简历模板书写一份个人简历。 2. 每组选出本组同学中写得最为理想的个人简历进行阅读。 3. 本组同学说出自己组员书写的优点。 4. 其他组指出缺点和不足及讨论怎样更有效地进行书写。 5. 综合所有组学生的优缺点，教师进行点评。 6. 让每位学生写出最适合自己的个人简历。
实训小结	教师对个人简历书写进行总结。

实训4　非语言沟通的运用

实训主题	角色扮演
实训目标	初步掌握非语言沟通方式在护理工作中的运用。
实训准备	1. 教师准备一个非语言沟通的视频。 2. 教师确定角色扮演主题。 参考主题： （1）为老年患者测量生命体征 （2）给6岁患儿发口服药 （3）接待因突发急性阑尾炎入院的女大学生 （4）护理即将分娩的产妇
实训活动	1. 将学生分成若干组，每组3人。 2. 自行设计所给情景中会出现的人物，并分角色扮演。 3. 进行讨论，设计非语言沟通方式。
实训小结	1. 每小组进行自评，总结出优点和需要改进的地方。 2. 开展组际互评，各小组之间互相学习、取长补短。 3. 教师点评，提出亮点和不足，帮助同学们掌握非语言沟通的方式、技巧。

实训5　制作赞美小卡片

实训主题	收获赞美心
实训目标	1. 学会发现他人的优点。 2. 体验赞美他人和被他人赞美的感受。 3. 灵活运用赞美技巧以达到良好的沟通效果。
实训准备	1. 教师为每位学生准备一支彩笔、一张A4纸和一个回形针。 2. 让学生课前收集十句与赞美有关的句子。

续表

实训主题	收获赞美心
实训活动	1. 全班同学围成一个大圈，每位同学领取一支彩笔、一张A4纸和一个回形针，并在纸的左上角写上“请您写赞美我的一个词或一句话，谢谢！” 2. 每一位同学请求右边的同学用回形针把自己写好字的纸别在自己背部领子下。 3. 随意走动，请求6位同学写赞美自己的一个词或一句话。 4. 按6～7人分成若干组，选一名组长，组织同学轮流分享写赞美他人以及被人赞美自己的感受。 5. 每组随意抽选一名学生在全班进行1分钟的分享。
实训小结	教师点评，提出亮点和存在问题，总结赞美的收获。

实训6　求职面试训练

实训主题	模拟面试
实训目标	1. 掌握面试技巧。 2. 熟悉面试常见问题。 3. 了解面试流程。
实训准备	1. 教师准备一个完整面试视频。 2. 布置学生课前收集面试相关信息，要求每位学生准备作为面试官提问的5个问题、150秒自我介绍和1份简历。
实训活动	1. 全班观看面试视频。 2. 随机分组，每组5～7人，以抽签的方式确定3人担任面试官，4人参加面试，推选出1人为面试主考官，主考官负责组织本组活动。 3. 抽签逐组进行：递简历→150秒自我介绍→考官提问（根据求职者的情况，每位考官提1个问题）。
实训小结	教师点评，提出亮点和存在问题，讲解常见问题和面试回答技巧。

实训7　到办公室拜访等沟通技能训练

实训主题	到办公室拜访、握手、介绍礼仪
实训目标	1. 掌握办公室拜访技巧以及握手注意事项。 2. 学会如何进行介绍。 3. 了解拜访、握手、介绍礼仪。
实训准备	1. 教师准备一个到办公室拜访包括握手和介绍的视频。 2. 布置学生课前收集拜访、握手、介绍的有关信息。
实训活动	1. 全班观看视频。 2. 分成若干组，每组4～6人，其中1人充当拜访者，其余充当办公室工作人员，每人轮流充当拜访者和办公室工作人员，拜访过程要设计有握手、介绍环节。每组推选1名组长负责组织工作。 3. 每组进行课堂成果展示。 4. 教师对每组展示进行评分。
实训小结	教师进行点评，提出亮点和存在问题，强调拜访、握手的一些注意事项。

实训8 护患沟通

实训主题	角色扮演
实训目标	1. 通过在病例中扮演不同的角色，使同学们对护士、患者和患者家属的角色功能有清晰的认识。 2. 能应用沟通技巧进行护患沟通。 3. 培养学生尊重、关心和理解患者的职业道德和良好的人际沟通能力。
实训准备	1. 教师准备　进行分组，确定护士、患者和患者家属角色。 2. 护生准备　衣帽整洁、仪表端庄，特别是护士角色，按护士规范要求着护士服，整理发型，戴护士帽。复习护患沟通相关内容。
实训活动	1. 组织讨论　如何进行学生、护士等角色转换? 2. 角色扮演 患儿，7岁，肺炎，发热、咳嗽，护士遵医嘱给予患儿静脉输液治疗。分角色（包括护士与患者和患者家属）进行沟通。 患者，女，50岁，胃癌手术后，心情郁闷，护士与患者展开谈话。分角色（包括护士与患者和患者家属）进行沟通。 患者，男，40岁，身高1.73m，体重75kg，因被诊断为“胆囊结石”接受手术治疗，现患者病情好转，将于明日出院。对患者进行出院指导。 小张是刚轮转到内科的一名实习护士，今天，带教老师安排她去给5床患者刘阿姨输液。她一个人先来到病房，打算先做好准备工作，等老师来了再操作。当她携用物至床旁，患者刘阿姨见她是新来的，并且还是实习护士，就对她说：“我的血管又细又滑，你肯定扎不好，去叫你的老师来吧。”请分角色表演实习护士小张怎样与患者沟通，刘阿姨才能同意由小张来为她输液。 （1）将学生分成若干组，每组6～8人，分别扮演护士、患者、患者家属和医生等角色进行情景表演。 （2）情景为护患沟通、护士和患者家属的沟通、护士与医生的沟通和护际沟通等。 （3）小组对所给情景进行充分讨论，并进一步设计语言与非语言沟通技巧的应用，以小组为单位分角色表演。
实训小结	请小组表演者自评，然后学生观众评价每组的表现，最后教师点评，共同总结优点和需要改进的地方。

实训9 案例沟通训练

实训主题	角色扮演
实训目标	1. 提高学生护患沟通能力。 2. 规范学生职业行为举止。 3. 提高学生书面语沟通能力。
实训准备	1. 教师准备沟通训练、行为举止训练、护理书面语言训练的案例。 2. 布置学生课前收集相关信息，要求每位学生熟悉案例及训练要求。

续表

实训主题	角色扮演
实训活动	一、活动内容 （一）语言沟通与非语言沟通训练 1. 患者，男，23 岁，扁桃体化脓，体温 39.8℃。护士遵医嘱给患者输液，请分角色（护士、患者）展示护患沟通。 2. 患者，女，45 岁，因车祸肋骨骨折。请分角色（护士、患者、家属）运用语言和非语言沟通技巧进行术前交谈。 3. 患者，女，30 岁，因不慎烫伤右脚。经门诊医生确诊为轻度烧伤而入院治疗。请分角色（护士、患者、家属）进行入院患者的接待，建立护患间的信任。 （二）护士行为举止训练 1. 以“白衣天使的风采”为主题，自拟题目，写一篇演讲稿。学生着护士装在班级演讲，学生互相评议。 2. 护士为患者配好药，端治疗盘走进病房，站在病房前与患者进行交流、为患者换药。患者不小心把杯子掉到地上，护士走上前来捡起杯子递给坐着的患者。回到办公室，护士坐在办公桌前书写护理记录。 （三）护理书面语言的训练 1. 字词　“青梅素、干燥、予防、球旦白、训炼、兰尾炎、皮肤搔痒、神经末梢、十月 1 日、正月初 1、星期 6、50 ～ 60%。”指出其中字词的错误之处。 2. 语句　患者王某，患急性化脓性胆管炎，行胆囊切除、T 形管引流术。下面是该患者手术后第一天的交班报告：“Pm T39.8℃、P124/min、R28/min、BP100/70mmHg，患者神情、精神萎靡，发热面容，心率较快，率齐，呼吸增快，切口敷料已渗湿，切口疼痛，口干。3Pm 醇浴一次。持续胃肠减压，胃管通畅，T 形管引流通畅。继续遵医嘱吸氧、静脉输液，抗感染等治疗。请各班注意观察病情变化及护理。”分析语句缺陷之处，讨论修改方法。 二、活动组织 1. 随机分组，每组 5 ～ 7 人，推选出 1 人为组长，负责组织本组活动。 2. 由组长在征求意见基础上进行角色分配，同学们再进行排练。 3. 教师请不同小组展示排练内容，完成沟通训练、行为举止训练、护理书面语言训练。
实训小结	教师点评，提出亮点和存在问题，讲解常见问题和技巧。

参考文献

华生，2012. FBI 读心术全集 . 北京：中央编译出版社 .

马建辉，闻德亮，2018. 医学导论 . 5 版 . 北京：人民卫生出版社 .

马瓅，2020. 暴力伤医事件引发的法律思考 . 法制博览，（10）：86-87.

乔·纳瓦罗，东妮·斯艾拉·波茵特，2010. FBI 教你破解身体语言 . 于乐译 . 北京：中华工商联合出版社 .

石海兰，樊丽萍，2013. 人际沟通 . 2 版 . 北京：科学出版社 .

王锦帆，尹梅，2018. 医患沟通 . 2 版 . 北京：人民卫生出版社 .

王颖，2016. 医护礼仪与形体训练 . 北京：科学出版社 .

肖丹，韩景新，2020. 人际沟通 . 2 版 . 北京：科学出版社 .

张瑞华，景琳，2001. 影响医患关系的社会因素探讨 . 中国卫生事业管理，17（8）：492-493.

张志钢，刘冬梅，2015. 人际沟通 . 3 版 . 北京：人民卫生出版社 .

钟海，莫丽平，2016. 人际沟通 . 4 版 . 北京：科学出版社 .

自测题选择题参考答案

第 1 章

1. D　2. A　3. C

第 2 章

1. E　2. D

第 3 章

1. E　2. C　3. A　4. D

第 4 章

1. A　2. B　3. A

第 5 章

1. D　2. E　3. C　4. A　5. D

第 6 章

1. D　2. D　3. B　4. D